掌中宝

主 编 王 欣 邹丽颖

副主编 阮 焱 王小新 侯 磊

编 者 （以姓氏拼音为序）

侯 磊 姜海利 李 源

刘凯波 任明宝 阮 焱

王小新 王 欣 赵 蓉

邹丽颖

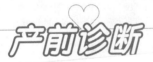

产前诊断

U0391860

人民卫生出版社

图书在版编目（CIP）数据

产前诊断掌中宝 / 王欣，邹丽颖主编 . —北京：
人民卫生出版社，2018
ISBN 978-7-117-25864-7

Ⅰ.①产… Ⅱ.①王…②邹… Ⅲ.①妊娠诊断
Ⅳ.①R714.15

中国版本图书馆 CIP 数据核字（2018）第 032127 号

| 人卫智网 | www.ipmph.com | 医学教育、学术、考试、健康，购书智慧智能综合服务平台 |
| 人卫官网 | www.pmph.com | 人卫官方资讯发布平台 |

产前诊断掌中宝

主　　编：王　欣　邹丽颖
出版发行：人民卫生出版社（中继线 010-59780011）
地　　址：北京市朝阳区潘家园南里 19 号
邮　　编：100021
E - mail：pmph @ pmph.com
购书热线：010-59787592　010-59787584　010-65264830
印　　刷：三河市潮河印业有限公司
经　　销：新华书店
开　　本：889×1194　1/64　　印张：2.5
字　　数：88 千字
版　　次：2018 年 3 月第 1 版　2021 年 12 月第 1 版第 5 次印刷
标准书号：ISBN 978-7-117-25864-7/R·25865
定　　价：25.00 元

打击盗版举报电话：010-59787491　E-mail：WQ @ pmph.com
（凡属印装质量问题请与本社市场营销中心联系退换）

序

产科医生面对的不只是孕妇,胎儿的健康也是产科质量的重要内容。近年来,产前诊断和胎儿医学相关技术迅猛发展,除了唐氏综合征的筛查、染色体的诊断等常规技术外,微缺失、微重复的检测以及超声诊断技术、MRI 辅助诊断技术等也得到了快速的发展。但迎面而来的这许多技术该如何应用? 如何解读? 使很多临床医生,特别是基层医生无所适从。这部《产前诊断掌中宝》从实用角度出发,解决了临床工作中关于产前诊断技术的最基本规范与解读的问题,具有可操作性强、临床指导价值大、便于查找与携带等特点,适合产科医生、儿科医生及从事临床遗传学的专业人员阅读,以达到优化诊疗、规范诊治、保证安全和提高医生水平的目的。推荐广大产科医生作为随身携带的实用手册使用。

2017 年 12 月

前言

　　胎儿医学是一个迅速发展的领域,目前,随着唐氏综合征的筛查、染色体的诊断等技术的迅速开展,同时超声筛查和诊断技术也得到了发展,但在筛查到许多胎儿异常的同时,并没有一个规范的临床管理,使很多临床医生,特别是基层医生无所适从。正是在这种情况下,我们编撰了这部手册,本书在编撰过程中着重注意以下几点:

　　1. 突出新颖。引入新理论、新概念、新方法、新技术,且符合循证医学,做到有理有据。

　　2. 突出实用。用于临床的书籍要做到说得清、做得到,有具体的可操作性及指导性。

　　3. 突出便捷。不同于教科书及其他参考书,本书便于携带、便于查找,文字简单,条理清晰。

　　本书尽可能地描述了常见的超声异常、胎儿疾病的概述、发病率、超声表现、鉴别诊断及孕期管理。当在临床上遇到不能解决的问题时,通过阅读本书,就能知道该疾病的诊疗要点,便于读者快速查询。本书配有常用产前诊断取材方式四个视频,扫描二维码可以观看。

参与编写手册的均为从事产前诊断及胎儿医学工作多年的高年资临床医生,临床经验丰富,但仍难免有疏漏之处,恳请读者在阅读期间发现错误和不当之处能够及时反馈给我们。

编者

2017 年 12 月

目录

产前诊断技术的依法管理

一、产前诊断相关法律法规及规范性文件

产前诊断是指对胎儿进行先天性缺陷和遗传性疾病的诊断,包括相应筛查。产前诊断是出生缺陷二级预防措施,在出生缺陷的防控中起到重要的作用,应按照相关法律法规要求严格进行管理。

1994 年我国政府颁布的《中华人民共和国母婴保健法》中明确规定产前诊断为妇幼保健技术之一,并在第三十二条及三十三条中明确指出从事产前诊断的机构及人员应取得相应的资质。2001 年国务院颁布《中华人民共和国母婴保健法实施办法》的第三十五条规定从事产前诊断的医疗保健机构和人员,须经省、自治区、直辖市人民政府卫生行政部门许可。2002 年中华人民共和国卫生部(现国家卫生计生委)颁布《产前诊断技术管理办法》,同时下发了相关的配套文件,规范产前诊断技术的准入、技术服务、管理及监督。随后,各省市卫生行政管理部门均根据本省特点,制定了相应的产前诊断技术管理办法的实施细则,加强产前诊

断技术的依法管理工作。2010 年中华人民共和国卫生部(现国家卫生计生委)发布胎儿常见染色体异常与开放性神经管缺陷的产前筛查与诊断技术标准(WS 322.1—2010),进一步加强染色体异常的筛查与诊断的规范服务。

产前筛查与产前诊断技术的依法管理具有重要意义。产前筛查与产前诊断技术作为妇幼保健技术之一,具有服务范围广、群众期望值高、技术含量及承担风险大、对胎儿结局起到直接影响等特点,因此必须对提供产前诊断技术服务的机构和服务人员的行为进行规范性管理,以保证该项技术服务科学规划、持续健康发展。

二、从事产前诊断技术医疗保健机构的基本要求

(一)科室设置

开展产前诊断的医疗保健机构应具有妇产科、儿科、病理科、临床遗传专业科室的技术力量。

(二)组织设置

需设立产前诊断诊疗组织,设主任 1 名,负责产前诊断的临床技术服务,下设办公室和资料室,分别负责具体的管理工作和信息档案管理工作。

(三)技术能力

成为产前诊断机构必须具有遗传咨询、影像诊断

（超声）、生化免疫和细胞遗传的技术能力,分子遗传诊断技术能力可以与其他医疗保健机构、大学或科研机构合作开展,即不应对产前诊断单项技术服务进行审批。

（四）人员配备要求

开展产前诊断技术的医疗保健机构配备至少2名具有副高职称以上的遗传咨询医师,2名具有副高以上职称的妇产科医师,2名具有副高职称以上的超声产前诊断医师,2名具有中级以上职称的细胞遗传实验室技术人员和生化免疫实验技术人员。

（五）申请开展产前诊断技术服务执业许可的基本条件

1. 取得《医疗机构执业许可证》。

2. 设有妇产科诊疗科目。

3. 具有开展产前诊断技术的卫生专业技术人员。

4. 具有开展产前诊断技术的技术条件和设备。

5. 设有医学伦理委员会。

6. 符合《开展产前诊断技术医疗保健机构的基本条件》及相关技术规范要求。

三、从事产前诊断技术的人员基本要求

（一）基本条件

1. 临床医师　从事产前诊断技术服务的临床医师必须具备医学院校本科以上学历,具有妇产科或其他

相关临床学科 5 年以上临床经验的执业医师;或必须具备医学专科学历,从事产前诊断技术 10 年以上的执业医师。

2. 超声医师　从事超声产前诊断技术服务的医师,必须具备大专以上学历,具有副高级以上技术职称,从事妇产科超声工作 5 年以上。

3. 实验室人员　从事产前诊断实验室技术人员,必须具备大专以上学历,具有中级以上技术职称,从事实验室工作 2 年以上。

(二)需要掌握的相关知识和技能

1. 临床医师应具备的相关知识及技能

(1)遗传咨询的目的、原则、步骤及基本策略。

(2)常见染色体病及其他遗传病的临床表现、一般进程、预后、遗传方式、遗传风险及可采取的预防和治疗措施。

(3)常见的致畸因素、致畸原理以及预防措施。

(4)常见遗传病和先天畸形的检测方法及临床意义。

(5)胎儿标本采集(如绒毛膜、羊膜腔或脐静脉穿刺技术)及其术前术后医疗处理。

2. 超声产前诊断医师　熟练掌握胎儿发育各阶段脏器的正常与异常超声图像及羊膜腔穿刺定位技术,能鉴别常见的严重体表畸形和内脏畸形。

3. 实验室技术人员

（1）标本采集与保管的基本知识。

（2）无菌消毒技术。

（3）标记免疫检测技术的基本知识与操作技能。

（4）风险率分析技术。

（5）外周血及羊水胎儿细胞培养、制片、显带及染色体核型分析技术。

（三）培训及考核

必须接受省级卫生行政部门指定的相关部门的培训并考核合格，取得《母婴保健技术合格证书》。

四、在依法管理中应注意的几个问题

1. 产前诊断技术服务的合法性必须服从双准入原则。在《产前诊断技术管理办法》的第十五条中规定"从事产前诊断的人员不得在未许可开展产前诊断技术的医疗保健机构中从事相关工作"，充分体现了经认定的人员在经许可的机构方可开展服务的原则。

2. 产前诊断服务中孕妇应享有充分的知情权。在《产前诊断技术管理办法》的第十六条中提出"对一般孕妇实施产前筛查以及应用产前诊断技术坚持知情选择"，这就要求产前筛查及产前诊断医师在进行技术服务前要充分履行告知的义务，是否接受服务应由孕妇自行选择。在第二十四条中要求"在发现胎儿异常情况下，经治医师必须将继续妊娠和继续妊娠可能出现的结果以及进一步处理意见,以书面形式明确告知孕妇,由孕妇夫妻双方自行选择处理方案,并签署知情同意书",医疗机构应对知情同意书进行妥善保管。

3. 严格掌握产前诊断指征,并进行书面告知。在《产前诊断技术管理办法》的第十七条中规定了孕妇的产前诊断指征,包括羊水过多或过少、胎儿发育异常或胎儿有可能畸形、孕早期时接触过可能导致胎儿先天缺陷的物质、有遗传病家族史或曾经分娩过先天性严重缺陷婴儿和年龄超过35周岁,并在第二十条中指出"开展产前检查、助产技术的医疗保健机构在为孕妇进行早孕检查或产前检查时,遇到本办法第十七条所列情形的孕妇,应当进行有关知识的普及,提供咨询服务,并以书面形式如实告知孕妇或其家属,建议孕妇进行产前诊断",在这里要特别提醒临床医师,对具有产前诊断指征的孕妇应在病历中以书面形式告知其需要进行产前诊断。

最后需要指出的是,产前诊断技术是医疗机构提供的母婴保健专项技术,其行为不仅要依据《中华人民共和国母婴保健法》《产前诊断技术管理办法》,还受到《中华人民共和国执业医师法》《医疗机构管理条例》《医疗事故处理条例》等法律法规的约束,其违法行为将依据法律法规进行处罚,造成人身伤害的,依法可追究刑事责任和民事责任。

医学遗传咨询

随着医学的发展,发现很多疾病的病因均与遗传物质的改变相关。医学遗传咨询就是利用人类遗传学知识解答人类家族及未来家族中的遗传学问题,综合人类细胞学、分子生物学、组织化学、免疫、医学影像等多学科的知识,对疾病的预后和再发风险进行评价。

人类遗传性疾病通常包括染色体疾病、单基因病、多基因病。遗传规律、发病风险各不相同。

【医学遗传咨询的对象】

根据《卫生部关于印发〈产前诊断技术管理办法〉相关配套文件的通知》,常见的遗传咨询对象有如下几种:

1. 不明原因智力低下、精神分裂症或先天畸形儿不能自理、自主的父母。

2. 不明原因的反复流产或有死胎死产等情况的夫妇。

3. 婚后多年不育的夫妇。

4. 35 岁以上的高龄孕妇。

5. 长期接触不良环境因素的育龄青年男女。

6. 孕期接触不良环境因素以及患有某些慢性病的孕妇。

7. 常规检查或常见遗传病筛查发现异常者。

【医学遗传咨询的步骤】

（一）现症分析

包括咨询者主诉、年龄、地区、体格检查、生育史、婚姻史、不良物质接触史以及前症者的症状体征和诊疗情况。

1. 拟诊　对疾病作出初步诊断，按照可能的遗传方式进行遗传学诊断。

2. 检查　除了常规检查外，应针对疾病进行染色体核型分析、基因检测。

（二）遗传病的遗传方式

1. 染色体病　由染色体数目和结构异常所引起的疾病。又分常染色体病、性染色体病和携带者。

2. 单基因遗传病　主要受一对基因所控制，其遗传方式亦称孟德尔式遗传。这种遗传病又分常染色体显性或隐性遗传、X连锁显性或隐性遗传、Y连锁遗传。

3. 多基因遗传病　有一定的遗传基础，有家族倾向，其遗传形式是几对基因或环境因素共同作用的结果。

（三）再发风险评价

1. 常染色体异常　根据患儿的染色体疾病种类，分析父母染色体核型，从而预测再发风险。

2. 性染色体异常 性染色体异常病人的遗传咨询必须配合进行各种诊断性试验、染色体核型分析、性色体检查、皮肤纹理分析等检查。性染色体异常病人往往有轻度家族性,但同胞中再发同样疾病的可能性是很低的。

3. 单基因病遗传分为常染色体显性遗传和隐性遗传。

(1) 常染色体显性遗传的特点

① 致病显性基因在常染色体上,遗传与性别无关。

② 病儿双亲之一患病。

③ 有 50% 机会得病。

(2) 常染色体隐性遗传的特点

① 致病隐性基因在常染色体上,遗传与性别无关。

② 病儿双亲是表型正常的致病基因携带者。

③ 子代中有 25% 机会得病,50% 为致病基因携带者,25% 完全正常。

④ 近亲婚配,子女患病的概率明显增加。

(3) X- 连锁显性遗传病的遗传特征

① 病儿双亲中至少有一个是病人。

② 子代得病机会为 50%,绝无父子相传。

③ 女婴发病多于男婴,但症状较男婴轻。

(4) X- 连锁隐性遗传的传递方式

① 男性病儿的母亲必为隐性基因携带者。

② 遗传通常由母系而来,不可能有从男到男的

传递。

③男婴中 50% 发病,而女婴不发病,50% 为携带者。

4. 多基因遗传病　多基因遗传病有一定的遗传基础,且往往有家族性的倾向,但是他们的遗传形式不是取决于一对基因,而是几对基因或环境因素共同作用的结果,因而在有些遗传特征中往往出现累积作用,同一家族中与一般的群体相比有较高的再发率。多基因遗传受环境因素的影响较大,用遗传度表示遗传因素和环境因素的相互作用。

（四）告知风险

客观告知疾病可能的转归,告知再发风险。注意保护咨询者隐私,尊重咨询者的选择,特别是产前诊断后进行咨询的夫妻,在告知胎儿可能的预后之后,由夫妻双方商议决定是否继续妊娠。

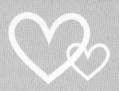

妊娠期合理用药

妊娠期是妇女一生中的特殊时期,这一时期内,生活的环境以及接触的物质和服用的药物,除了影响孕妇本身还会对胎儿的生长产生影响,但如果在疾病情况下不使用药物治疗,有可能因为疾病导致妊娠的不良结局。因此,如何在妊娠期合理用药是孕妇和产科医生关注的问题。

【妊娠期特点】

自受精后,孕卵从输卵管壶腹部向宫腔移动,大约在受精后 4 天进入宫腔,第 11 天开始着床。但此时,胚胎尚未与母体建立血液交换。自末次月经开始计算,妊娠第 6 周左右,开始出现胎心。母体血液容量开始增加,至妊娠 32~34 周血容量达到高峰。母体外周血中总蛋白和白蛋白含量减低。药物与血浆蛋白结合率下降,血液中游离药物分子增加。

在孕激素作用下,平滑肌蠕动减慢,药物在肠道内停留时间延长,药物的生物利用度可能会增加。

妊娠期,肾小球滤过率增加约 50%,肾血流量增加 30% 以上,肾糖阈下降。呼吸功能增强,基础代谢率增高,这些因素影响药物自孕妇机体内排出。

至妊娠第 12 周左右,胎盘基本形成,建立胎母屏障,一些药物难以通过胎盘屏障。但同时,作为人体最大的内分泌器官,胎盘分泌大量的载体类激素,通过占据白蛋白和一些药物的受体,影响药物发挥作用。

母体这些妊娠期的变化错综复杂地影响药物代谢。受精后 1~2 周,受精卵快速分裂,此时如果有致畸因素影响胚胎,由于高速分化的细胞具有极强的修复能力,如果小部分细胞受累,胚胎可自行修复后继续妊娠;而如果很大一部分细胞受累,胚胎会发生流产,即所谓"全或无"期。而自末次月经 9 周以后,进入到胎儿期,胎儿的各脏器基本完成初步发育,不良因素的致畸作用相对影响减小。

【妊娠期用药原则】

严格控制用药指征,避免不必要的用药。注意胎儿对药物的敏感期,孕妇患病必须用药时,应在医生指导下选择对胎儿影响小的药物,对胎儿有影响的药物应权衡利弊后使用。若妊娠早期病情允许,尽量推迟到妊娠中、晚期用药。美国食品和药物管理局(FDA)根据药物对胎儿的危险性分为 5 个危害等级:

A 级:在有对照组的人体研究中,证实对胎儿无危害性。此类药物很少,如适量的维生素。

B 级:动物研究提示对胎儿无危害,但缺乏人类研究;或对动物有不良影响,但在良好控制的人体研究中对胎儿无不良影响,如青霉素。

C级:缺乏动物及人体的充分研究,或在动物研究中对胚胎不利,但缺乏对人类的对照研究,许多妊娠期常用的药物属于此类,使用时必须谨慎权衡药物对胎儿的影响。

D级:有证据表明对胚胎有危害,但药后对孕妇有绝对的好处,如孕妇有严重疾病或受死亡威胁急需用药时,可考虑使用,例如卡马西平和苯妥英钠。

X级:有确切的证据表明对胚胎有危险,禁用于妊娠期或将要妊娠的妇女。例如治疗痤疮药物异维甲酸。

还有一些药物,经过长时间临床使用,会重新评价其副作用,例如硫酸镁,由于长时间暴露会影响胎儿骨骼发育,目前已由B级降至D级。

在妊娠期,尽量选用A级或B级药物,慎用C级药物,权衡利弊下使用D级药物,禁用X级药物。能单独用药就避免联合用药,能用结论较肯定的药物就避免使用新的、尚未肯定对胎儿是否有不良影响的药物。严格掌握用药剂量和时间,及时停药。

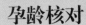

孕龄核对

　　孕周或称妊娠周数,通常是指妊娠龄(gestational age)或月经龄(menstrual age),即从末次月经的第1天算起妊娠的周数。预产期通常是指妊娠周数满40周(280天)。胎龄(fetal age)或称受精龄,是指从卵子和精子结合的时间算起到胎儿成熟,预产期通常是指胎龄满38周(266天)。

　　通常的孕周(妊娠周数)= 胎龄 +2 周。

　　按照妊娠周数,整个妊娠过程可分为早期妊娠、中期妊娠和晚期妊娠,每4周为一个孕月。

　　早期妊娠(the first trimester):指孕12周末以前,即孕3个月前。

　　中期妊娠(the second trimester):指孕13周0天开始直至孕27周6天。

　　晚期妊娠(the third trimester):指妊娠满28周以后。

　　准确地估计与计算孕周对妊娠后期胎儿生长发育的检查、胎儿畸形的筛查以及孕足月后的处理均非常重要,接诊孕妇后首先要核对和确定孕周。平时的月经周期、末次月经的日期、早孕反应出现的时间、最早

14

确定怀孕的日期、B超测量胎儿(胚胎)大小和胎动时间对我们核对孕龄均有帮助。

【早孕期孕周的估计】

（一）根据末次月经核对

根据月经周期计算的孕周有时会有误差，许多孕妇的月经周期不准确，即使月经周期准确，月经周期也存在个体差异，从25~35天均有可能，且受孕日期也可能有变化。

对于月经周期规律且周期为28天的孕妇，从末次月经第一天开始计算孕周。对于月经周期规律，但周期可能小于或大于28天的孕妇，孕周的计算可能需要增加或减少月经周期少于或多于28天的天数。

孕周=[当前日期距末次月经首日的天数+28–实际月经周期(天)]÷7

举例：比如当前日期距末次月经首日40天，平时月经周期25天，得出妊娠周数=(40+28−25)÷7=6周1天。

最好能结合早孕反应出现的时间、最早确定怀孕的日期以及早孕期的B超综合评估后确定。

（二）根据B超核对

结合早孕期B超结果有助于更准确的推算孕周，误差通常在3~7天之内。

1. 根据妊娠囊(gestational sac, GS)推算孕周 即根据B超测量的妊娠囊的大小来估计孕龄，通常适用于孕 7 周内,卵黄囊及胚胎尚不能显示时。由于妊娠囊形态不规则,且受膀胱充盈程度的影响,测量值变异较大,故仅作为参考。

(1)妊娠天数 = 妊娠囊平均内径(mm)+30

妊娠囊平均内径 =(横径 + 纵径 + 前后径)÷3

举例:B超妊娠囊平均内径 5mm,妊娠天数为 5+30=35 天 =5 周。

(2)孕周 = 妊娠囊最大内径(cm)+3

举例:B超妊娠囊最大内径 2cm,孕周 =2+3=5 周。

(3)正常妊娠时,妊娠囊每天增长约 1.2mm

2. 根据胎芽头臀长(crown-rump length,CRL)推算孕周 妊娠 6~12 周,根据 CRL 的大小估计孕周是最准确的方法。在孕 8 周以前,由于胎芽头部屈曲,所测得的头臀长常常为颈臀长,有一定误差,孕 8 周以后,头逐渐伸展,尾逐渐退化,此时测量多为准确的 CRL。胚胎 CRL 正常的生长速度为 1mm/d,因此,妊娠天数为胚的长度加上 42 天。

(1)孕周 =[CRL(mm)+42]÷7

举例:B超测得 CRL 为 10mm,则孕周 =(10+42)÷7=7.5 周。

其他估算方法:

(2)孕周 =CRL(cm)+6.5

此方法注意事项:适用于 7~12 周;CRL 为胎儿最长径线,通常取 3 次测量的平均值,且测量不包括胎儿肢体和卵黄囊。

举例:B 超测得 CRL 为 10mm,则孕周 =1.0+6.5= 7.5 周。

3. 根据妊娠囊内各结构出现的时间推算孕周

孕 5 周:出现孕囊双环征。

孕 5~6 周:可见卵黄囊,并确定宫内妊娠。

孕 6~7 周:可见胚芽及胎心搏动。

若经阴道超声检查发现了卵黄囊,但未看见胚芽和心管搏动,大约相当于妊娠 5.5 周,若已看见心管搏动,但因胚芽太小而难以测量 CRL 时,大约相当于妊娠 6 周。

(三)根据受孕日期核对

若有明确的同房日期,或为试管婴儿,胚胎植入日期明确者,可根据受孕日期核对孕周。

孕周 = 当前日期距同房日期或植入日期的天数(天)÷ 7+2

【孕中、晚期孕周的估计】

由于胎儿在孕中、晚期可出现生长受限,且受遗传因素的影响,同一孕周不同胎儿的大小可能存在差异,故仅仅根据孕中晚期超声的胎儿大小判断孕周常存在一定误差。为减少误差应尽可能结合早孕期 B 超、尿 hCG 阳性时间、早孕反应时间、胎动时间等综合判断。

通常早孕期核对孕周比中孕期准确,超声核对的孕周比末次月经准确。孕晚期超声测量胎儿大小核对孕周,胎儿股骨长为相对准确的指标(胎儿骨骼发育异常者除外),其次为头围、再次为双顶径等。

【双胎妊娠孕周的核对】

双胎妊娠孕周的确定基本同单胎妊娠,妊娠 7~12 周胎芽的头臀长(CRL)用于确定孕周相对准确,若两个胎芽 CRL 不一致,可取两胎芽 CRL 的平均值估算孕周。

【双胎妊娠绒毛膜性的确定】

双胎妊娠不同的绒毛膜性与母婴预后密切相关,双胎妊娠孕期保健频次、注意事项、终止妊娠的时机等均应考虑到绒毛膜性,因此,一旦确诊双胎妊娠,应尽早明确绒毛膜性;早孕期是确定绒毛膜性的最佳时期,准确率高达 96%~100%。

(一)早孕期

1. 孕 6 周前,超声检查妊娠囊数,有可能少计数妊娠囊(发生率约为 15%)。

2. 孕 6~10 周,超声检查妊娠囊数,若为 1 个为单绒毛膜双胎,若为 2 个为双绒毛膜双胎。

3. 孕 11~14 周,超声发现胎膜间隔和胎盘连接处呈"T"字征,可诊断为单绒毛膜双胎,呈"人"字征,诊断为双绒毛膜双胎。

(二)孕中期(孕 27 周前)

1. 通过双胎性别判断 若性别不同则为双绒毛膜性双胎。

2. 通过胎盘数目判断 若存在两个胎盘则为双绒毛膜性双胎。

3. 双胎之间分隔膜的厚度 >1.5mm,提示双绒毛膜性双胎。

4. 出现"双胎峰"提示双绒毛膜性双胎。

(三)晚孕期

孕 28 周后通常难以判断双胎的绒毛膜性。

产前筛查的内容

NT 筛查

胎儿在妊娠 11~14 周，颈后会出现半流动性蛋白膜，形成颈项透明层。胎儿颈部透明层厚度（nuchal translucency, NT）是指胎儿颈背侧软组织和皮肤之间的厚度，被认为是早期筛查胎儿发育异常的常见、有效、敏感的遗传学超声指标。NT 增厚可能的机制包括：心脏功能失调、头部或颈静脉充血、细胞外间质成分转变、淋巴管排泄障碍、胎儿贫血、低蛋白血症及先天性感染等。某些染色体异常的胎儿、先天性心脏病的胎儿、先天性遗传病的胎儿常常在妊娠早期表现为 NT 增厚。因此，NT 可以作为一项染色体异常的标志物，NT 增厚会增加胎儿染色体异常的风险，根据单项 NT 指标可筛查出 60%~70% 染色体异常胎儿及约 10% 的解剖结构异常胎儿。妊娠 10~14 周颈项透明层增厚的胎儿中，约 10% 合并有染色体异常，其中包括 21- 三体综合征、18- 三体综合征、13- 三体综合征；45, X（Turner 综合征）等。此外，胎儿 NT 增厚与自然流产、胎儿畸形有关,此时胎儿可能并无染色体异常。颈项透明层增厚可以筛选 40.56% 的胎儿复杂心脏病;胎儿患某些疾病如早期心功能衰竭,静脉导管出现异常血流信号,双胎输血综合征中的受血儿、珠蛋白生成障碍性贫血纯合子等,也可表现为胎儿 NT 异常增厚,因此,胎儿 NT 筛查也是发现上述疾病的重要线索。

【量度 NT 的正确技巧】

1. 应于妊娠第 11~13^{+6} 周胎儿头臀长为 45~84mm 时测量;

2. 正中矢切面图测量;

3. 颈部在自然姿势下;

4. 尽可能放大头部及上胸,轻微移动游标尺只会改变量度结果 0.1mm;

5. 游标尺应放在定义 NT 厚度的界线(on the line);

6. 在距离最宽的透明地带量度;

7. 分辨羊膜;

8. 注意颈部会被脐带围绕;

9. 应量度最少三次,并记录量度所得的最大数值。

由于测量 NT 的孕周不同,判断 NT 是否增厚的尺度也有所不同。NT 厚度的 95th% 切点值与头臀长的关系如表 1 所示。随着 NT 增厚的程度增加,胎儿染色体异常的概率增加,即使胎儿染色体正常,也会有胎儿死亡、胎儿畸形的风险。胎儿 NT 增厚的程度与胎儿患染色体疾病和畸形问题的比例关系如表 2 所示。

表 1　头臀长和 NT 95th% 的关系

头臀长（单位 mm）	NT 的 95th%（单位 mm）
35	1.6
45	2.0
55	2.4
65	2.6
75	2.8
85	2.9

表 2　NT 增厚的程度与胎儿患有染色体疾病和
畸形问题的比例关系

NT 增厚程度	染色体异常的概率	染色体正常但胎儿死亡的概率	染色体正常但胎儿畸形的概率	生下健康婴儿的概率
95th% 以下	0.2%	1.3%	1.6%	97%
95th%~3.5mm	3.7%	1.3%	2.5%	93%
3.5~4.4mm	21.1%	2.7%	10.0%	70%
4.5~5.4mm	33.3%	3.4%	18.5%	50%
5.5~6.4mm	50.5%	10.1%	24.2%	30%
6.5mm 以上	64.5%	19.0%	46.2%	15%

　　临床上以 NT≥2.5mm 筛查胎儿染色体异常的灵敏度 44.4%,特异度 99.3%,假阳性率 0.7%,假阴性率 55.6%,总符合率 99.2%,阳性预测值 16.9%、阴性预测

值 99.8%。

NT 是一个超声筛查指标,病理上的原因包括胎儿染色体异常、胎儿心脏大动脉畸形和静脉导管血流异常、淋巴系统排泄失常等。因此,遇到 NT 增厚,除染色体问题外还要关注非染色体问题,除进行相关的介入性产前诊断外,应加强后续超声的筛查,尤其是胎儿心脏结构,必要时需行胎儿超声心动检查。

妊娠相关蛋白 A

妊娠相关蛋白 A(pregnancy-associated plasma protein A,PAPP-A)是产生于胎盘合体滋养层的大分子蛋白复合物,1974 年由 Lin 等首先报道。PAPP-A 由胎盘滋养层合体细胞和蜕膜细胞合成后分泌入血液循环。PAPP-A 是一种大分子糖蛋白,属于 α_2 巨球蛋白,碳水化合物占 20%,含 1547 个氨基酸。PAPP-A 与 proMBP 的基因分别位于 9q33.1 和第 11 对染色体上。

PAPP-A 生物学功能尚不完全清楚。从分子水平上讲可能与胎盘功能及成熟度有关,测定其血清浓度变化可直接监测胎盘成熟度,间接反映胎儿生长情况。该蛋白具有激活补体,起免疫抑制作用,可能保护胎儿免遭母体排斥,并可通过阻断母体吞噬细胞的蛋白水解作用来维持胎盘屏障。

早在孕 4~6 周,孕妇血清中即可检出 PAPP-A,且随着孕周增加而上升,直至足月分娩达高峰,用抗PAPP-A抗体测定足月妊娠血PAPP-A含量约为50mg/L,产后开始下降,至产后6周血清中即测不到。羊水中PAPP-A含量的增加和母血中浓度平行,足月分娩时母血中PAPP-A浓度是羊水的10倍。该蛋白在孕妇尿中、胎儿体内、脐血均未测出,同时因分子量大不能通过胎盘屏障进入胎儿血液循环。

【临床应用】

(一)胎儿核型异常的孕早期筛查

现已证实,染色体异常胎儿的孕母血清PAPP-A浓度低于正常。PAPP-A作为孕早期一种单项血清标记物,对于筛查唐氏综合征(Down syndrome, DS)有着重要意义。根据超声测定的孕龄,取5%假阳性率时的PAPP-A值为风险截断值,可检测出40%~50%的DS胎儿。Yaron等认为PAPP-A是迄今为止已发现的筛查胎儿染色体异常最好的血清标记物,因此应被作为早期血清标记物筛查的首选。妊娠早期检测PAPP-A结合B超测量胎儿颈后透明区厚度,是产前筛查胎儿染色体异常的有效方法,检出率可达85%。联合NT、PAPP-A、Free-βhCG等3项指标对胎儿行孕早期DS筛查,其非整倍体的筛查率平均为87%~96.0%。

(二)先兆流产预测

先兆流产预后良好者血中PAPP-A含量比正常妊娠者低,而预后不良者更低,其预测价值为58.7%,敏感度为 91.9%，特异性为 95.1%；如果超声检查已证实胎儿存活，其血清 PAPP-A 降低的预测价值为 39.2%，敏感度为 83.3%，特异性不变。因此认为，血清 PAPP-A 测定对先兆流产管理有一定意义，尤其对超声检查正常的先兆流产病人。

（三）子痫前期预测

许多研究指出孕早期低水平的 PAPP-A 与子痫前期发病有密切联系，提示 PAPP-A 可作为评价胎盘功能的一项指标。PAPP-A 水平降低可致胰岛素样生长因子（insulin-like growth factors, IGFs）处于被结合状态，导致 IGFs 结合受体不足，从而造成胎盘发育不良和滋养细胞浸润不足，引起子痫前期发病。子痫前期孕妇的胎盘发育不良，胎盘缺血缺氧进一步造成 PAPP-A 的分泌不足。研究显示孕早期低水平的 PAPP-A 对子痫前期有预测价值，尤其对早发型子痫前期的预测价值较高。

（四）不良妊娠结局

研究表明孕早期母体血清低水平 PAPP-A 增加自然流产（孕周 ≤24 周）、死胎（孕周 >24 周）、早产、胎儿生长受限的发生率。与孕早期血清 PAPP-A>0.4MoM 的孕妇相比，PAPP-A≤0.2MoM 的孕妇发生自然流产（孕周 ≤24 周）和死胎（孕周 >24 周）的妊娠结局分别增加 19.2 倍和 14.0 倍。其原因可能与胎盘滋养层功能受损有关。孕早期低水平 PAPP-A 值还与较高的产时胎儿窘迫、脐动脉血 pH 下降所致的紧急剖宫产概率存在相关性，而死胎及无脑儿孕妇血清 PAPP-A 无明显变化。

唐氏筛查

唐氏筛查指唐氏综合征产前筛选检查，目的是通过化验孕妇的血液，检测母体血清中甲型胎儿蛋白、绒毛促性腺激素和游离雌三醇的浓度，并结合孕妇的年龄、体重、是否吸烟、是否患有疾病等临床信息，综合计算出胎儿先天缺陷的风险，一般准确率达 80% 左右。

【唐氏筛查的适用范围】

1. 唐氏综合征又称 21- 三体综合征或先天愚型，患儿智力严重低下，生活不能自理并伴有复杂的心血管疾病，需要家人的长期照顾，会给家庭造成极大的负担。由于唐氏综合征是偶发性疾病，每一位产妇都有可能生出"唐氏儿"。而唐氏血清筛查是检查唐氏儿很有效的方法，因此，建议每一位孕妇都要进行唐氏筛查。

2. 因为胎儿发生唐氏综合征等先天畸形的概率与母亲的年龄相关，研究表明，孕妇年龄超过 30 岁，胎儿发生唐氏综合征的概率为 1/1000；孕妇年龄超过 35 岁，概率上升至 1/300；孕妇年龄在 35~39 岁，概率为 1/50。孕妇年龄超过 40 岁，概率高达 1/20。因此建议 35 岁以上的孕妇直接进行产前诊断。

【唐氏筛查的检查时机】

唐氏筛查的检测时间段是怀孕 15~20 周,最佳时间是 16~18 周之间。当唐氏筛查风险值超出正常范围时,孕妇需进行羊膜穿刺术,通过羊水检测胎儿染色体,结果正常,才可以最大限度地排除胎儿患唐氏综合征的可能。

【如何进行唐氏筛查】

（一）咨询准备工作

唐氏筛查与孕妇的月经周期、体质量指数、孕周等有关,在取血检查前应仔细核对孕周。

（二）检查前无需空腹,筛查时抽取孕妇静脉血血清

检测母体血清中甲型胎儿蛋白(AFP)、绒毛促性腺激素(hCG)和游离雌三醇(uE_3)的指标。

（三）提供详细的个人资料

包括出生年月、末次月经、体重、是否患有胰岛素依赖性糖尿病、是否吸烟、异常妊娠史等。双胎妊娠者需注明,有独立数据库。三胎及三胎以上的多胎妊娠不适宜唐氏筛查。

（四）唐氏筛查结果的判读

判断唐氏筛查风险,主要看 3 个指标:

1. 甲胎蛋白(AFP) AFP 是胎儿的一种特异性球蛋白,分子量为 64 000~70 000D,在妊娠期间可能具有

糖蛋白的免疫调节功能,可预防胎儿被母体排斥。AFP在妊娠早期 1~2 个月由卵黄囊合成,继之主要由胎儿肝脏合成,胎儿消化道也可以合成少量 AFP 进入胎儿血液循环。妊娠 6 周胎血 AFP 值快速升高,至妊娠 13周达高峰,此后随妊娠进展逐渐下降至足月,羊水中AFP 主要来自胎尿,其变化趋势与胎血 AFP 相似,母血AFP 来源于羊水和胎血,但与羊水和胎血变化趋势并不一致。妊娠早期,母血 AFP 浓度最低,随妊娠进展而逐渐升高,妊娠 28~32 周时达高峰,以后又下降。正常情况下 AFP<250μg/ml。怀有唐氏儿的孕妇,其血清 AFP水平为正常孕妇的 70%,即平均 MoM 值为 0.7~0.8MoM,化验值越低,胎儿患唐氏综合征的机会越高。

MoM 是中位数值的倍数,指产前筛查中孕妇个体的血清标志物的检测结果是正常孕妇群在该孕周时血清标志物浓度中位数的多少倍。

2. 游离 β 绒毛膜促性腺激素(free-βhCG) hCG是由胎盘细胞合成的人绒毛膜促性腺激素,由 a- 和 b-两个亚单位构成。hCG 以两种形式存在,完整的 hCG和单独的 b- 链。两种 hCG 都有活性,但只有 b- 单链形式存在的 hCG 才是测定的特异分子。hCG 在受精后就进入母血并快速增殖一直到孕期的第 8 周,然后缓慢降低直到第 18~20 周,随后保持稳定。怀有唐氏儿的孕妇血清中绒毛膜性腺激素水平呈强直性升高,平均为 2.3~2.4MoM,指数越高胎儿患唐氏综合征的机会越高。

3. 游离雌三醇（uE_3） uE_3 是由胎儿胎盘合体滋养细胞分泌，由于胎儿的肾上腺皮质发育不良，导致 uE_3 的前体——硫酸脱氢表雄酮的合成减少，从而使 uE_3 减少。

怀有唐氏儿的母亲血中 uE_3 表现为降低，一般平均 MoM 值为 0.7。

4. 验血筛查值 验血筛查值的国际切割标准值为 1/270，需要注意的是，由于各家医院的计算方法不完全一样，标准也不一样。有的医院高危切割值为 1/350。

如果孕妇验血筛查风险值高于切割值，则属于高危人群。高危人群只是说明胎儿患唐氏综合征的可能性较大，需进一步行产前诊断明确。验血筛查风险值低于切割值的孕妇属于低危人群，低危人群也可能生出唐氏综合征患儿，需继续关注中孕筛查畸形彩超，必要时行产前诊断。

（五）唐氏筛查阳性的后续处理

1. 需要确诊是否为唐氏综合征 唐氏筛查结果为"高危"仅仅表明胎儿患唐氏综合征的概率高于国际标准值，但并不表示胎儿就一定患有唐氏综合征。所以接下来要进一步确诊，一般采用羊膜腔穿刺或绒毛检查确认。

2. 确诊后的处理办法 唐氏综合征目前还没有比较有效的治疗方法，最好是终止妊娠。

3. 坚持孕期检查 唐氏筛查可以筛检出 60%~80% 的唐氏综合征胎儿。但是唐氏筛查只能辅助判断胎儿患有唐氏综合征的概率大小,不能确诊胎儿是否患上唐氏综合征。当抽血化验指数偏高时,胎儿患唐氏综合征的概率高,但化验指数正常,也不能保证胎儿肯定不会患病。因此每一位准妈妈都要坚持做孕期检查,准确了解胎儿的发育状况。

4. 目前最新的指南认为,介于高危切割值与 1/1000,即风险度介于 1/270~1/1000 之间的人群,其风险度仍稍高于一般低危人群,称为临界风险,或灰区,建议临界风险的孕妇进一步行无创性产前胎儿染色体检测的方法明确胎儿染色体,以减少漏筛风险。

母外周血中胎儿游离 DNA 筛查

多年来,无创性对胎儿染色体进行产前检测一直是学者们研究的主要思路和探索途径。从孕妇血中分离胎儿细胞是无创性产前诊断的一种确定方法,但由于其细胞数量太少,富集、分离技术操作复杂,而且价格昂贵,限制了其临床应用。近年,随着分子生物学等技术的发展,使得从孕妇外周血检测胎儿游离 DNA成为可能,并为无创性产前诊断和妊娠并发症的筛查开辟了新途径,具有应用范围广,易被广大患者接受的优点。

1979 年 Herzenberg 首先应用母亲和胎儿 HLA 抗原的不同从母亲血液中分离胚胎细胞。此后,大量的资料证实,胚胎细胞能经胎盘屏障转移到孕妇的血液循环中,提示可以利用孕妇外周血提取胚胎细胞进行产前遗传性疾病的诊断。1997 年,Lo 等首次从孕妇外周血中检测出游离胎儿 DNA(cffDNA),并从中扩增出男性胎儿的 Y 染色体特异性序列(SNY),证实孕妇外周血中稳定存在着游离胎儿 DNA。由于这种游离的胎儿遗传物质在无创性产前诊断中的潜在价值,游离胎儿 DNA 检测迅速成为无创性产前诊断领域的研究热点。

几乎全部的 cffDNA 都来源于胎盘的滋养细胞,在核对孕周准确的情况下,一般来说在 7 周建立胎盘胎儿循环之后其含量就比较稳定,而且呈一个缓慢上升的趋势。cffDNA 片段较小,一般在 75~250bp 之间,在母体血浆中大部分是母体的游离 DNA,只有非常少量是 cffDNA,所占比例约为 5%~30%。

近年,大量研究选择胎儿有核红细胞作为产前诊断的目标细胞,采用密度梯度离心法,去除母体成熟红细胞后,利用母体细胞和胎儿细胞表面抗原不同,用单克隆抗体进行标记,再通过细胞分离技术对其进行浓缩和分离。自 2009 年来,高通量测序技术的突破使胎儿染色体非整倍体的无创性产前诊断逐渐走向临床。目前,该技术对常见的 21- 三体和 18- 三体有非常高的检出率,假阴性率很低,基本可以满足临床需求,是产前诊断里程碑式的突破。无创产前检测(noninvasive prenatal testing,NIPT)对于胎儿多种单基因疾病、染色体异位、缺失、重复等多种异常以及双胎妊娠的诊断正在研究中,将来有望获得突破,拓展 NIPT 的适用领域。

目前临床上采用的 NIPT 即是通过高通量测序技术对于母外周血中胎儿游离 DNA 进行检测,以筛查胎儿染色体异常可能性的检测手段。

【适用目标疾病】

常见的胎儿染色体非整倍体异常(即 21- 三体综合征、18- 三体综合征、13- 三体综合征)。

【适用时间】

最佳检测时间应当为妊娠 $12\sim22^{+6}$ 周。

【受检人群】

1. 血清学筛查显示为常见染色体非整倍体临界风险(即唐氏综合征风险值 1/270~1/1000,18- 三体综合征风险值 1/350~1/1000)的孕妇。

2. 有介入性产前诊断禁忌证(先兆流产、发热、有出血倾向、感染未愈等),但有产前诊断指征者。

3. 就诊时,患者孕周 20^{+6} 周以上,错过血清学筛查最佳时间,或错过常规产前诊断时机,但要求降低 21- 三体综合征、18- 三体综合征、13- 三体综合征风险的孕妇。

【慎用人群】

1. 产前筛查高风险,预产期年龄≥35岁的高龄孕妇。

2. 孕周 <12 周的孕妇。

3. 高体重(体重 >100kg)孕妇。

4. 通过体外受精 - 胚胎移植(以下简称 IVF-ET)方式受孕的孕妇。

5. 双胎妊娠的孕妇。

6. 合并恶性肿瘤的孕妇。

【不适用人群】

1. 染色体异常胎儿分娩史,夫妇一方有明确染色体异常的孕妇。

2. 孕妇 1 年内接受过异体输血、移植手术、细胞治疗或接受过免疫治疗等对高通量基因测序产前筛查与诊断结果将造成干扰的。

3. 胎儿影像学检查怀疑胎儿有微缺失微重复综合征或其他染色体异常可能的。

4. 各种基因病的高风险人群。

【其他】

1. 对未接受中孕期血清学筛查而直接进行高通量基因测序产前筛查与诊断的孕妇,应当在孕 15~20^{+6} 周期间进行胎儿神经管缺陷风险评估。

2. 严禁高通量基因测序产前筛查与诊断用于非医学需要的胎儿性别鉴定。

【检测后的临床咨询及高风险孕妇的后续处理】

1. 对结果为低风险的孕妇,应当提示此检测并非最终诊断,不排除漏检的可能,且不能排除其他染色体疾病。

2. 对结果为高风险的孕妇,应当建议其进行后续介入性产前诊断;不应当仅根据本检测高风险的结果做终止妊娠的建议和处理。

3. 试点产前诊断机构应当负责高风险病例的后续临床咨询和产前诊断,临床咨询率应达 100%,产前诊断率应达 95% 以上。

4. 如果存在胎儿影像学检查异常,无论该检测结果是低风险还是高风险,都应当对其进行专业的遗传咨询及后续相应诊断服务。

超声"软指标"的意义

超声软指标(soft maker)又称超声指标(ultrasound marker 或 sonographic marker),是指胎儿超声检查时发现的正常结构图像的变异,不同于结构畸形;因为与染色体异常有一定关联,被用于胎儿染色体非整倍体的筛查。有依据表明,具有高风险因素的孕妇,经过产前超声筛查未发现软指标异常,其胎儿患染色体异常的风险将大大减少,患 21- 三体的风险下降 60%~80%。软指标阳性提示胎儿染色体异常风险增高,但是,超声软指标异常也经常出现在染色体核型正常的胎儿。目前,超声软指标筛查尚缺乏标准化的方法。关于哪一个超声软指标更有意义以及如何重新调整患病风险,目前仍然存在争议。

【早孕期超声软指标】

(一)NT、三尖瓣反流(tricuspid regurgitation,TR)**和异常静脉导管血流**(ductus venosus,DV)

NT、鼻骨、额上颌面角等超声软指标已被证明是敏感而有效的 21-三体综合征的早孕期筛查软指标。也有研究发现,21-三体综合征患儿出现静脉导管血流异常(DVa)和三尖瓣反流的概率也较高,这与 21-三体综合征患儿常合并心脏畸形有关。因此,学者们采用 NT 联合静脉导管、三尖瓣反流超声软指标对孕早期胎儿先天性心脏病(congenital heart disease,CHD)进行筛查。研究发现,NT> 第 95 百分位数、NT> 第 99 百分位数和静脉导管血流异常对于 CHD 的检出率分别为 40%、27% 和 39%;如果将 NT> 第 99 百分位数和静脉导管血流异常结合,检出率为 47%,假阳性率为 2.7%。而国内学者发现,NT>13.5mm、静脉导管血流异常以及两者联合筛查先天性心脏病的检出率分别为 49.25%、55.22% 和 43.28%。各项软指标的敏感度有所不同,有时联合筛查的检出率反而有所降低。在低危孕妇中,NT 增厚作为心脏畸形的筛查指标是非常有效的;但如果 NT 正常,静脉导管血流异常和三尖瓣反流作为单独的筛查指标，其筛查敏感度则降低了；如果将 3 个指标联合进行筛查，可以提高先天性心脏病的检出率。

（二）额上颌面角

额上颌面角也是筛查 21- 三体综合征的超声软指标，既可用于早孕期，也可用于中孕期。其主要原理是 21- 三体综合征患儿上颌骨发育不良致面部较扁平，从而体现为额上颌面角较宽。唇腭裂患儿也有上颌骨发育不良的表现，因此有学者设想，是否能运用额上颌面角进行胎儿唇腭裂的早孕期筛查。Pan 等回顾性分析发现唇腭裂胎儿与正常胎儿之间的额上颌面角并没有明显差异。但由于病例数太少，尚不能下早孕期超声测量额上颌面角不能有效筛查胎儿唇腭裂的定论。

（三）颅内透明层

颅内透明层是近年来提出的 1 个新的早孕期超声软指标，最早由 Chaoui 等于 2009 年提出。是其在研究脊柱裂患儿的早孕期 NT 图像中发现，位于脑干下方的等号征均消失了，于是将这个等号征命名为"颅内透明层"。颅内透明层实际上是第 4 脑室结构在早孕期胎儿的正中矢状面的超声表现，因脊柱裂的胎儿常会出现后颅窝消失、小脑变形等表现，那么这种体征在早孕期也可能有一定的表现。颅内透明层的发现，在超声学界引起了较大的反响，这意味着一些严重的胎儿畸形在早孕期也有可能通过一些超声软指标将其发现，对于胎儿结构畸形的早孕期筛查和诊断的发展有着重要的意义。后续研究发现,颅内透明层增大的胎儿其孕中期出现 Blake 囊肿(Blake pouch cyst,BPC)的可能性大。但也有部分研究对此提出质疑,认为颅内透明层在筛查开放性脊柱裂中的灵敏度并不高。而国内目前关于颅内透明层的相关研究,主要局限于对颅内透明层正常值的确定。

(四)鼻骨发育不良

无鼻骨或鼻骨发育不良已被大量研究证实是胎儿染色体非整倍体异常,尤其是 21- 三体综合征的超声表现。鼻骨发育不良包括鼻骨短小和一侧鼻骨缺失。鼻骨长度低于正常同龄胎儿的第 5 百分位数(0.25~0.35cm)诊断为鼻骨短小。鼻骨发育不良与染色体异常密切相关,Cicero 等首次报道三倍体与正常胎儿之间鼻骨缺失的发生率存在极其明显的差异,21- 三体鼻骨缺失发生率为 73%,18- 三体鼻骨缺失发生率为 57%,13- 三体鼻骨缺失发生率为 32%,而染色体正常组为0.5%。此外,鼻骨缺失检出率随着胎儿头臀径增长而下降,随着 NT 值增加而上升。因此,在孕早期检测 NT的同时检测有无鼻骨缺失,对预测 21- 三体的意义更为重要。

(五)鼻前皮肤厚度/鼻骨长度比值

2005 年,Maymon 等首次提出鼻前皮肤厚度也可以作为 21- 三体综合征的超声筛查指标,其与鼻骨长度联合,筛查 21- 三体综合征的检出率是 70%,假阳性率为

5%,比单独以鼻骨长度作为筛查指标的43%检出率要高。2012年,荷兰学者De Jong Pleij等研究发现21-三体综合征患儿的鼻前皮肤厚度/鼻骨长度比值明显升高。用鼻前皮肤厚度/鼻骨长度比值的第95百分位数作为切割值检测21-三体综合征,其检出率为100%,假阳性率为5%,阳性预测值为21.2%。鼻前皮肤厚度/鼻骨长度比值成为目前检出率更高的筛查21-三体综合征的超声软指标,但这仅是国外学者对于中孕期胎儿筛查的研究结论,国内学者研究了中国健康人群和21-三体综合征患儿的鼻前皮肤厚度/鼻骨长度比值,发现21-三体综合征患儿的鼻前皮肤厚度/鼻骨长度比值明显高于健康人群,采用经校正过的鼻前皮肤厚度/鼻骨长度比值筛查21-三体综合征的检出率可达88%。

【孕中期超声软指标】

孕中期涉及到的超声软指标及其诊断标准如表3所示。

表3　超声软指标的诊断标准

项目	诊断标准
鼻骨发育异常	鼻骨缺失或鼻骨长度<3mm
NF增厚	孕15~18周NF厚度≥5mm或孕18~24周时≥6mm
股骨及肱骨短小	股骨及肱骨长度<同孕周正常胎儿的2个标准差

38

续表

项目	诊断标准
心室内强回声点	心室内出现强回声光点,其回声强度近似于胎儿骨骼
肠管回声增强	肠管回声的强度≥骨骼的强度
肾盂轻度分离	在肾脏横切面,测量肾盂前后径≥4mm(孕20~32周)或≥7mm(≥孕32周)
脑室轻度扩张	侧脑室宽度10~15mm
脉络膜囊肿	一侧脉络膜内圆形或椭圆形的囊性结构呈无回声区,可以单发或多发
单脐动脉	脐带内只有一条脐动脉

注:NF:颈后皮肤褶皱(nuchal fold,NF)

(一)颈后皮肤褶皱

颈部皮肤皱褶(nuchal fold,NF)是指孕15~24周胎儿颈后皮肤厚度,目前国内外普遍认为孕15~18周NF≥5mm或孕18~24周NF≥6mm为异常。NF增厚与染色体异常密切相关,认为孕中期NF增厚是21-三体最可靠的软指标。

(二)脉络膜囊肿

脉络膜囊肿超声表现为侧脑室脉络丛液性暗区,囊内为脑脊液,1%~2%的胎儿可检测出脉络膜囊肿,但90%以上的脉络膜囊肿在妊娠26周后消失,仅少数进行性增大。超声检测出单一脉络膜囊肿时,胎儿发

39

生 18- 三体的危险性增加 9 倍,当合并其他异常时,其染色体异常概率明显增加。而 18- 三体胎儿单纯脉络膜囊肿的发生率约为 30%。也有学者指出,孤立性脉络膜囊肿不管其大小、数目、双侧或单侧、是否缩小,胎儿染色体异常的危险度不会改变,发现脉络膜囊肿时应结合其他临床资料决定是否进行侵入性产前诊断。

(三)胎儿侧脑室扩张

侧脑室宽度是衡量脑室扩张的一个常用指标,通常将正常值上限定为 10mm。胎儿侧脑室扩张(fetal cerebral ventriculomegaly)为侧脑室宽度≥15mm,最为常见的原因是中枢神经系统畸形;但孤立性边界性胎儿侧脑室扩张(10mm≤侧脑室宽度≤15mm)可能合并染色体核型异常,其合并染色体异常的风险是 3%~12.6%,最常见的是三倍体、性染色体异常、染色体部分缺失及非平衡易位等。研究发现,约 1.4% 的 21- 三体胎儿在孕中期发现有边界性侧脑室扩张,约 7.9% 的 18- 三体胎儿可出现侧脑室扩张,而正常胎儿仅为 0.15%。有学者指出,边界性侧脑室扩张是染色体异常的独立危险因素,应进行染色体检查。

(四)心室内强回声点

心室内强回声点(echogenic intracardiac focus,EIF)为胎儿心室腔出现的强回声光斑、光点,回声强度与骨骼相当而没有声影,是产前常见的表现,其发生率为整个妊娠的 2.3%~9.6%。尽管有证据支持采用 EIF 作为高危人群唐氏综合征的标记,但在非选择人群中采用这一指标受到质疑。虽然孤立性 EIF 增加了患唐氏综合征的风险,但是这一增加是微小的,在低危人群中不建议使用这一指标,甚至是复杂性 EIF 作为侵入性检查的指标。

(五)肾盂扩张

肾盂扩张的诊断标准:妊娠 15~20 周≥4mm,妊娠 21~30 周≥5mm,妊娠 31~40 周≥7mm,妊娠 40 周以上≥10mm 为肾盂扩张。胎儿肾盂扩张的发生率为 1%~5%,明显的肾盂扩张主要的原因为泌尿系统畸形,但孤立的轻度肾盂扩张可能与染色体异常相关,有研究指出大约 17% 的 21- 三体胎儿有肾盂扩张的表现,孤立性肾盂扩张的胎儿患染色体异常的风险增加了 3.3 倍,发生概率约为 1/300。但荟萃分析认为,轻度肾盂扩张与染色体异常相关性无统计学意义,在没有其他超声软指标阳性发现的情况下,孤立性的轻度肾盂扩张没有必要进行侵入性穿刺染色体检查。

(六)肠管强回声

肠管(尤其是小肠)回声增强,强度与邻近的骨骼回声相似,多为生理性表现,绝大部分患者在妊娠进程中自行转为正常,但也有相当一部分证实合并其他异常,如肠梗阻、宫内感染、地中海贫血及染色体异常等。研究发现肠管强回声胎儿中有 3.5% 为染色体异常,其中 70% 为 21- 三体。肠管强回声可以作为筛查染色体异常一项超声软指标,尤其是出现较早或合并多项其他超声软指标阳性时,在遗传学超声中有一定意义。

(七)胎儿肠管扩张

(1)正常情况下,妊娠 25 周以前胎儿小肠内径 < 7mm,妊娠足月后胎儿小肠内径 <18mm,为正常。文献报道胎儿肠管扩张发生率约为 0.4%。

(2)正常情况下,胎儿肠道内可以蓄积 200~250g 胎粪。胎儿肠管扩张的原因包括以下可能:肠闭锁、肠狭窄、肠扭转、肠套叠、肛门闭锁及胎粪性腹膜炎。一过性胎粪性肠梗阻或肠道血管痉挛、缺血所致肠管扩张,在胎粪排出或血管供血恢复正常后即可消失或缓解。

(3)妊娠中期肠管扩张与妊娠晚期肠管扩张相比较,发生胎儿肠管结构异常的风险更高。

(4)十二指肠闭锁合并胎儿染色体异常的风险更高。十二指肠闭锁:超声影像呈典型双泡征。

(5)胎儿肠管扩张的影像学表现有助于临床诊断。先天性巨结肠:肠管回声多呈"腊肠"样。胎粪梗阻性腹膜炎:肠管回声增强、肠管扩张同时常伴有腹腔内强回声。

(6)建议临床检查路径:

超声筛查(妊娠 18 周以后进行)

根据影像学改变,初步判断胎儿肠管梗阻部位

检查是否存在其他胎儿结构异常

测量羊水指数

定期（2~4 周）复查超声

分析胎儿染色体核型

胎儿肠管回声增强并伴有腹水时，可进行胎儿腹腔穿刺，抽取腹水或灌洗液进行生化检测和细菌培养以及 TORCH 系列核酸 PCR 检测。

咨询小儿外科，了解出生后手术可行性和新生儿预后。

（八）胎儿短长骨

胎儿股骨或肱骨 <2SD 为诊断标准，即正常胎儿中长骨偏短 <5%th。胎儿长骨的长度主要受遗传因素影响，短长骨的其他常见原因包括先天性骨骼发育异常、染色体异常和胎儿生长发育迟缓等。有研究表明，长骨缩短与染色体异常特别是 21- 三体的风险增加有关，21- 三体中 24%~54% 肱骨偏短，24%~45% 股骨偏短，肱骨短比股骨短具有更高的价值。在排除长骨发育不良及宫内发育迟缓时，应根据短长骨计算 21- 三体发生的风险值，当增加风险 >1：250，则需要进行染色体核型分析。

（九）单脐动脉

单脐动脉是指脐带内只有一条脐动脉，可能是胚胎发育过程中由于血栓等原因导致一条脐动脉萎缩、闭锁而形成单脐动脉。国内外学者对单脐动脉与染色体的风险关系结论较为一致，其发生率约为0.68%，孤立性单脐动脉未见染色体异常病例，而单脐动脉合并一种结构畸形胎儿中染色体异常发生率为3.7%，合并多种结构畸形胎儿中染色体异常占50.7%。所以认为孤立性单脐动脉胎儿不必行染色体核型分析。

超声软指标阳性是产前诊断中不可忽视的一部分，但不应过分夸大其临床价值。软指标阳性预后不良者仅占少数，但是由于患者及家属对其预后认识不足，过于恐惧，造成一些不必要的引产。

产前诊断中对超声软指标阳性者的处理方法应为"多科会诊"的产前诊断模式，由产科、新生儿科、小儿外科、超声科、遗传科、病理科以及生化实验室等专家共同会诊讨论，具体处理方法包括：①调整染色体异常风险值后决定是否需行羊水穿刺（或脐静脉穿刺）染色体检查；②根据各个软指标阳性决定其他进一步检查；③染色体检查正常者给予制定孕期随访计划，并告知产后新生儿随访流程。

产前诊断的指征

出生前诊断,也称产前诊断。对于有下列因素的孕妇,应加强产前遗传咨询和必要的产前诊断,以防止先天缺陷胎儿的出生。具有下列指征的人群在一些胎儿先天缺陷上高发,尤其是妊娠妇女,称为高危人群或高危孕妇。

1. 高龄孕妇(年龄≥35 岁)胎儿染色体异常的机会比正常人多许多倍,如 25~35 岁孕妇生育唐氏综合征的频率为 0.15%,而 35 岁以上的孕妇为 1%~2%,40 岁以上则可达 3%~4%,其他一些异倍体也与孕妇年龄有关。

2. 不良生育史的孕妇,如:生育过先天性畸形、无脑儿、唐氏综合征以及其他染色体异常患儿等。

3. 有反复流产、难孕、不能解释的围生期死亡(主要是多发性先天畸形)史的孕妇。

4. 夫妇一方是染色体平衡易位携带者。

5. 有家族性遗传疾病史或夫妇一方患有遗传疾病的孕妇。

6. 孕期有可疑病毒感染的孕妇。

7. 孕期使用有致畸药物,如抗肿瘤药物、大剂量长期使用孕激素等的孕妇。

8. 孕早期有接触过有害物质史,如大剂量放射线、有害物质等。

9. 患有慢性疾病的孕妇,如胰岛素依赖性糖尿病、癫痫、甲亢、自身免疫性疾病、慢性心脏病、肾脏病等。

10. 产前母血筛查高危者,如唐氏综合征或 NTD 筛查高危者。

11. 产前 B 超检查怀疑胎儿可能有染色体异常的孕妇。

12. 医师认为有必要进行产前诊断的其他情形。

超声异常指标的临床咨询

脉络丛囊肿

【定义】

脉络丛是脑室内产生脑脊液的地方,通常存在于侧脑室、第三及第四脑室。脉络膜内的薄壁囊肿称为脉络丛囊肿。

【发生率】

脉络丛囊肿形态、大小及数目方面均有差异,一般小于1cm。在产前超声检查中,孕中期脉络丛囊肿的检出率为0.2%~3%,而尸检报告其发生率高达50%。

【病因】

目前认为脉络丛囊肿由脉络膜内神经上皮皱褶引起,囊肿内容物主要是脑脊液和一些细胞碎片。

【临床诊断及表现】

脉络丛囊肿大多位于一侧脉络膜内,囊肿可是单发,也可是多发,如果囊肿阻碍脑脊液循环,可以导致脑室扩张。

脉络丛囊肿多数在28周前自然消退,一般无临床意义。在产前超声检查时,脉络丛囊肿也容易获得。

【预后】

单纯性脉络丛囊肿预后很好,不引起任何症状和体征,和染色体异常关系不确切。但是当脉络丛囊肿合并下列情况时,染色体异常风险明显升高,往往需要进行介入性产前诊断。

1. 如果合并其他部位异常,特别是多发畸形、颜面、肢体、心血管系统、中枢系统、泌尿系和胃肠道等畸形,或者 NT 增厚、肠管回声增强、肾盂增宽等。

2. 血清生化指标提示高风险。

3. 年龄≥35 岁或者既往分娩过染色体异常患儿者。

脑室扩张

【定义】

脑室扩张指任何孕周下,B 超提示侧脑室后角轴性测量值达到或超过 10mm。脑室扩张仅仅是脑室系统的扩张,但不伴有脑室内压力增大。

【发生率】

胎儿脑室扩张的发病率约占妊娠总数的 0.5‰ ~ 1.5‰。

【病因】

继发于中枢神经系统异常的指标,也可以是其他系统出现异常的信号。脑室扩张的主要原因是胎儿染色体非整倍体疾病、中脑导水管狭窄、胼胝体发育不良、Dandy-Walker 畸形等。

【超声表现】

随着孕周的增长,周围脑组织会随之增长,但是正常的脑室内径线相对恒定。脑室扩张会出现明显的超声现象,评估脑室大小的最常用的方法是测量胎儿大脑轴性平面的脑室内径线。正常脑室内径线的平均值为(7.6 ± 0.6)mm。当径线 >10mm 时(大于平均值的 4 个标准差),表明存在脑室扩张。99% 的超声检查均能显示侧脑室水平横切面从而评估侧脑室大小。

【脑室扩张分类】

1. 重度脑室扩张 脑室扩张≥15mm,也可称为脑积水,指的是脑脊液过多积聚于脑室系统中,侧脑室系统扩张,压力升高,超声表现为脑室增宽。一般侧脑室三角区增宽达 1.5cm 认为脑室扩大,且越宽程度越重。如果三角区宽 1.2~1.4cm,脉络丛占满脑室内大于 50%时,一般认为正常。如脉络丛缩小并呈悬挂状态时,则认为有脑积水存在。

2. 轻度侧脑室扩张 定义为侧脑室直径≥10mm,而≤15mm。而侧脑室直径 <10mm 被认为属正常生理范围。

3. 孤立性轻度侧脑室扩张 是指产前系统超声检查除脑室轻度扩张外无其他异常发现的病例。约 10%的孤立性轻度侧脑室增宽的胎儿为染色体异常,其中最多见的为 21- 三体,孕期病毒感染特别是巨细胞病毒感染晚孕时也常会导致孤立性侧脑室增宽及脑室旁混合回声等异常表现。

【临床处理建议】

侧脑室扩张的胎儿,孕期应定期检查脑室增宽的情况,必要时应行 CT 和 MRI 检查,除了上述检查可以动态观察脑室扩张情况外,还可以明确是否合并其他颅脑畸形。并且应予以测量并评估与染色体异常的相关性,同时详细检查有无合并其他结构畸形或遗传标记物。

1. 建议进行染色体核型分析。

2. 由于侧脑室扩张也与胎儿宫内感染有关,建议行 TORCH 病毒筛查。

3. 建议行 MRI(磁共振)检查以协助除外中枢神经系统病。

第六脑室

第六脑室(Verga 腔)又称穹隆状腔,大多由海马连合闭合不全所致,不属于脑室系统,常由第五脑室向后扩展形成,亦可单独存在。它的上面是胼胝体的体部与压部,前方和侧方是穹隆柱和体部,向后下延伸终止于穹隆脚附近。大多数无特异性临床表现。因此,一旦发现第五或第六脑室,应该进一步注意有无其他神经系统发育异常和体征。

心室内点状强回声

【定义】

胎儿心室内点状强回声是心室内出现点状强回声,直径1~6mm,可以单发,也可以多发,多发生于左心室。心室强回声仅是一个声像图表现而不是一种心脏畸形,更不是一种心脏异常诊断。

【发生率】

由于心脏超声常能看到,中期妊娠声像图上显示心室内强回声点的发生率约为2.1%~5%,也有报道在0.5%~20%。

【发生机制】

心内强回声点的发生机制虽不完全清楚,但目前有几种解释:

1. 心室内腱索增厚形成的强回声反射。

2. 乳头中央矿物沉积。

3. 可能是乳头肌内冠状动脉末梢分支早期缺血性改变。

4. 可能是乳头肌腱索不完全穿孔,这种穿孔可以是正常心房心室发育过程中的一种变异,随着妊娠月份的增加,多数强回声点渐渐模糊不清、缩小、甚至消失。

【临床意义】

心室内强回声点染色体异常的发生率约为1%~

51

5%。心室内强回声点合并胎儿异常的机会是20%~24%,其中包括染色体异常无解剖结构异常(4%~19%),染色体异常合并其他部位异常(17%~19%)以及染色体正常的胎儿畸形(63%~78%)。

心室内强回声容易被超声发现,一旦发现,应同时检查是否合并心内、心外异常。对于有下述情况者,应进行介入性产前诊断:

1. 合并心内、心外其他结构异常者或合并有其他染色体异常超声软指标者,如肠管回声增强、脑室扩张、肾盂增宽等。

2. 血清生化学指标提示高风险。

3. 年龄≥35岁或既往分娩过染色体异常患儿者。

肾盂扩张

【定义】

肾盂内球形或椭圆形无回声区,5mm≤直径<10mm。测量方法:在胎儿肾盂水平横切面测量最大前后径,正常测值<5mm。

【病因】

目前,产前超声对肾盂扩张程度的界定以及扩张到什么程度时产后必须进一步检查亦没有统一,在临床工作中应特别注意。

1. 引起正常胎儿肾盂轻度扩张的可能原因主要

有两个,其一,为孕妇大量饮水可导致胎儿肾盂扩张,其次,是胎儿膀胱过度充盈时压迫输尿管引起肾盂轻度扩张。有研究表明,70%的胎儿在2小时内经多次重复观察,胎儿肾盂测值可小可大,从而出现"正常"及"异常"改变。

2. 孕妇肾积水是妊娠过程中的一种最常见表现,其可能的原因是由于黄体酮类激素作用下泌尿系统平滑肌松弛所引起。胎儿在这种高激素状态下,也可能出现轻度肾盂扩张。

3. 肾盂输尿管连接处狭窄或闭锁、膀胱输尿管反流、输尿管囊肿、输尿管异位连接等均可导致肾盂扩张。

【临床意义】

多数学者认为,肾盂扩张前后径大于15mm,高度提示梗阻性病变可能,产后手术率较高;肾盂扩张前后径在10~14mm者,发生肾脏病理情况者亦较高,多数学者建议产后新生儿期随访检查;肾盂扩张前后径在4~10mm范围内时,许多情况不是病理性的,可能为正常或是生理性的,但亦有严重的泌尿系梗阻仅表现为轻度肾盂扩张者,例如后尿道瓣膜梗阻,可以引起明显的膀胱扩张和输尿管扩张,而肾盂扩张则轻微。

单纯肾盂扩张不认为与染色体异常相关,但是合并有下列情况者,建议进行介入性产前诊断。

1. 合并胎儿其他结构异常者或合并有其他染色体异常超声软指标者,如心室强回声、肠管回声增强、脑室扩张等。

2. 血清生化学指标提示高风险。

3. 年龄≥35 岁或既往分娩过染色体异常患儿者。

【产前产后处理原则】

1. 肾盂扩张≤4mm，大多数胎儿为正常胎儿。

2. 肾盂扩张为 5~10mm，或者有膀胱扩张、输尿管扩张、肾盏扩张或仅可显示肾盏的肾盂扩张（Ⅱ度肾盂扩张），应在以后妊娠过程中随访观察监测。

3. 如果肾盂扩张在 10mm 以内，肾盂/肾脏前后径之比小于 0.5，且胎儿无其他异常发现，那么产后出现临床疾病的可能性较低。

4. 肾盂扩张 >10mm，出现肾脏病理情况的可能性明显增加。产后应行肾功能检查及排泄性膀胱尿路造影除外梗阻和膀胱输尿管反流。

5. 产后随访原则　最好于产后 5~7 天进行，因为此时期新生儿已不再受母体黄体酮类激素影响而致平滑肌松弛，其轻度肾盂扩张此时已消失，然而在出生后的头 48 小时内，由于新生儿有轻度脱水，如果出生后立即行肾脏超声检查可出现假阴性结果。

肠管强回声和肠管扩张

【定义】

肠管强回声（echogenic bowel）又称胎儿肠管回声

增强(hyperechoic bowel),肠管回声强度与周围的骨组织回声强度相似或强于骨组织回声。

【发生率】

文献报道的发生率为 0.2%~0.7%,中晚孕期超声检出率为 0.1%~1.8%。

【病因】

1. 早孕出血——胎儿吞咽血液。

2. 染色体异常　胎儿肠管强回声发生原因不十分清楚,有学者认为是由于肠管蠕动迟缓,胎粪滞留肠管而致肠壁回声增高,为一种生理性表现,产前超声检出胎儿肠管强回声属正常声像表现;胎儿非整倍体染色体异常如多倍体、13、18 及 21-三体综合征等,其中 21-三体儿更常合并肠管回声增强。

3. 囊性纤维化合并胎粪性肠梗阻　在产前超声检查囊性纤维化患儿中,有近 60% 的患儿出现肠管高回声。囊性纤维化是白种人中最常见的致死性常染色体隐性遗传病,其发病率在西欧、北欧及北美人群中较高,约占活产婴儿的 1/3500~1/2500,但在亚洲人的发病率较低,约为 1/10 万。囊性纤维化跨膜转运调节物因子为上皮氯离子通道,导致肠内容物浓缩和淤积。

患胎粪性肠梗阻的囊性纤维化胎儿出生以后就会发生胎粪通过障碍,继而出现腹胀和胆汁性呕吐,大量干燥胎粪淤积于肠内可致肠扭转,引起肠坏死、肠穿孔和腹膜炎。胎粪性肠梗阻除表现为肠管高回声影像外,胎粪性假囊肿及腹膜钙化形成也是重要线索。囊性纤维化合并胎粪性肠梗阻一般以产前定期超声观察胎儿生长及羊水量,出生后对症治疗为主,手术治疗效果不确定,需根据是合并其他系统病变而定。

4. 胎儿宫内感染   如巨细胞病毒感染引起的感染性腹膜炎,可出现肠管回声增强、腹水、腹腔钙化灶、羊水过多、羊水混浊等超声表现。TORCH 感染的孕妇可垂直将病毒传播给胎儿,导致感染性腹膜炎及消化道畸形的发生。胎儿肠管回声增强可能是由于宫内胎儿肠道细胞因子介导的炎症反应,可能继发于 IL-8、IL-6、IL-10 参与的炎症反应。孤立的肠管回声增强还与宫内细小病毒 B19 感染有关。一般来说,炎症轻者预后佳,重者预后较差,常需手术。

5. 肠梗阻   胎粪性肠梗阻发生在孕中期后,由于胎粪极其坚硬而黏稠,在回肠、结肠下段与肠壁紧密粘连,不易排出,形成回声增强,肠内容物增多,其上段伴肠管扩张、肠内强回声、结石及偶伴腹腔钙化灶的超声表现,此类一般预后较好。

肛门直肠畸形导致的胎粪性肠梗阻:肛门直肠闭锁畸形常表现为结肠、直肠肠管内的回声增强,肠管可有扩张,也可没有扩张,伴有羊水增多或者正常。妊娠晚期多表现为肠管扩张和具有特异性的"双叶征"形囊性占位;正常胎儿结肠直径在 25 周时不超过 7mm,足月时不超过 18mm,若其横径大于 20mm,应疑有肠梗阻。

6. 其他 一些罕见的，重型 α-地中海贫血，早期胎儿心胸比例增大、胎盘增厚，大部分早期也会出现肠管回声增强，随之逐渐出现腹腔积液、肝脾肿大等胎儿水肿的超声表现。

【超声诊断】

1. 超声表现为胎儿肠管局部或多发区域显示回声增强，回声强度应相当于周围的髂骨翼。妊娠晚期，由于肠管内液体增加，正常胎粪在肠管内与肠管壁对比表现为低回声影像。

2. 超声诊断分级

Ⅰ级：指肠管回声低于骨组织高于肝脏回声，较少合并染色体异常或其他异常，临床意义不大。

Ⅱ级：指肠管回声等同于骨组织回声。

Ⅲ级：指肠管回声高于骨组织回声。

【孤立性肠管强回声的处理方法】

1. 出血史 最可能的原因似乎是胎儿吞咽血液。

2. 计算新的唐氏综合征风险值 如血清生化学指标风险值增加(<1∶270)，建议羊膜囊穿刺进行染色体核型分析；如行羊膜囊穿刺建议保留羊水进行 PCR 分析病毒。

3. 感染风险 孕妇血清学 TORCH 检查。

4. 囊性纤维化的风险 父母应该进行囊性纤维化的咨询以及携带者状态的检测，这样能检测出大约

80%~90%的携带者（常染色体隐性遗传）；如父母双方均为携带者，下一步进行羊水 DNA 检测。

5. 宫内生长受限的风险　于妊娠 28~32 周动态随访胎儿生长发育状况。

【总结】

单纯仅凭回声增强本身，很难判断是否为病理性的回声增强。须结合病史、实验室及染色体检查、是否合并其他异常及最重要的随访而加以动态观察、综合分析。不同病因引起，预后明显不同。作为一种超声表现，可以一过性地出现在正常胎儿中，大多数预后良好。同时亦可预示可能伴有少部分的胎儿发育异常（包括染色体异常），有重要的临床意义。

单脐动脉

正常情况下，脐带中有 1 条脐静脉及 2 条脐动脉，当脐带中只有 1 条动脉时称为单脐动脉。国内报道发病率为 0.59%，国外为 0.63%，单脐动脉被认为与胎儿畸形及染色体异常有关。

单脐动脉的发生机制目前尚未完全清楚，一般认为是一侧脐动脉未发生，或一侧脐动脉退化所致。国外报道发生率为 0.2%~1.9%，病因可能与遗传和环境因素有关，也有人认为与孕早期上呼吸道感染或宫内感染有关。尽管有国外学者认为孤立的单脐动脉不能作为胎儿染色体异常的B超软指标,但单脐动脉染色体异常的发生率明显增加,特别是伴发结构异常时,胎儿染色体异常的发生率达到25.0%,明显高于胎儿结构未见异常组的5.3%。因此,当发现单脐动脉,尤其是伴有胎儿结构异常时应行胎儿染色体核型分析。

单脐动脉可扰乱胚胎血流动力学,导致心血管畸形,并使缺陷向胚胎头部发展。扰乱早期胚胎下半部分的血液供应,导致泄殖腔、泌尿生殖道、胃肠道、中枢神经系统及下肢的生长发育。影响脐以下前腹壁的形成。

由于超声分辨率的提高以及彩色多普勒的应用,进入妊娠中期即可诊断单脐动脉,在产前B超筛查时,应注意于胎儿膀胱横切面扫查,以发现脐动脉数目异常,对单脐动脉的孕妇应加强B超监测,并建议进行胎儿染色体核型分析,尤其是伴发胎儿结构异常时。另外,对于单脐动脉胎儿要警惕胎儿生长受限的发生。如果没有剖宫产指征,单脐动脉胎儿可以阴道分娩。

诊断路径:

除外胎儿染色体异常

除外胎儿结构异常,特别是心脏结构异常

定期监测胎儿生长,治疗胎儿生长受限

胼胝体发育异常

【定义】

胼胝体发育不全（dysgenesis of the corpus callosum，DCC）属先天性颅脑畸形，包括胼胝体部分缺如或全部胼胝体和周围结构的缺如。

【病因及发生率】

胚胎早期的宫内感染、缺血等原因可使大脑前部发育失常，而发生胼胝体缺失，晚期病变可使胼胝体压部发育不良。常首先累及体部和膝部，也可同时累及膝部和压部，但单独累及膝部的较少，仅见于前脑无裂畸形。但 Barkovich（1988年）认为胼胝体发育不良，是由于胼胝体形成的前驱阶段受损，并非发生于胼胝体形成期。胼胝体发育不良也有遗传基础。胼胝体发育不全在普通人群中的发病率为 0.3%~0.7%，在发育性残疾人群中发病率为 2%~3%。

【病理】

胼胝体发育不良可为完全或部分缺如。最常见的是胼胝体和海马连合完全性发育不良，而前连合得以保留。在胼胝体所保留的纤维束中，只有 Probst 束是向前后方向投射，不越过中线的纤维束。由于没有胼胝体纤维的约束力，第三脑室顶向背侧抬高，室间孔明显扩大，使第三脑室和侧脑室形成一个"蝙蝠"形囊腔。

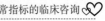

侧脑室后角向中间方向扩大。在胼胝体部分发育不全中,最常见的是压部缺失,但体部和嘴部的任何一部分均可受累。

【临床表现及影像学特征】

其临床症状、体征与合并的其他脑畸形有关,而先天性胼胝体发育不全或缺如的本身一般不产生症状。

1. 在成人患者中,用复杂的心理测定检查方法,可发现两半球间的信息传递有轻微障碍。

2. 新生儿或婴幼儿患者可表现为球形头、眼距过宽和巨脑畸形,多在怀疑脑积水行 CT 扫描检查时,才发现有胼胝体发育不良或缺如的特征性图像,可出现智力轻度低下或轻度视觉障碍或交叉触觉定位障碍。严重者可出现精神发育迟缓和癫痫。因脑积水可发生颅内压增高,婴儿常呈痉挛状态及锥体束征。

3. X-性联遗传者,其特点为生后数小时有癫痫发作,并出现严重的发育迟缓。

【CT 和 MRI 的表现】

1. 纵裂接近三脑室前部,胚胎期纵裂与透明隔间腔相通,以后被胼胝体嘴封闭,若嘴不发育则纵裂与透明隔间腔相通,直达三脑室前部。嘴部发育最晚,无论胼胝体发育不全或不发育均累及胼胝体嘴部。所以纵裂与三脑室前部相通是最常见的表现。

2. 胼胝体全部或部分缺如,部分缺如往往发生于胼胝体压部,海马前或后连合缺如。

3. 侧脑室前角向外移位,侧脑室内侧缘有凹陷的压迹。原因是原先连接两侧半球的前部胼胝体缺如,那些本来横向连接两侧半球的纤维现在呈纵向排列,位于侧脑室内缘,压迫侧脑室,形成压迹。畸形的两侧脑室前角彼此分离,形成蝙蝠翼状。

4. 侧脑室体分离,相互平行,主要见于横断面图像上,可能是轻度胼胝体发育不全仅有的表现。

5. 胼胝体压部缺如,使侧室三角区扩大。

6. 大脑半球内侧面的脑沟呈放射状排列(在矢状面图像上)。

7. 海马发育低下,导致侧室颞角扩大。深部白质发育不良也是侧室扩大的原因。

8. 第三脑室位置升高,并呈囊状扩张,使两侧大脑内静脉分离。

9. 在两侧半球之间的纵裂中形成大的囊肿,囊肿和第三脑室是分离的,与侧脑室之间可有或无交通。囊肿可以只位于大脑镰的一侧,或跨大脑镰,位于大脑镰两侧。

10. 胼胝体膝部可合并脂肪瘤,脂肪瘤也可以延伸至胼胝体的所有部分。

【治疗】

就目前的治疗而言,已经存在的胼胝体发育不良没有任何方法可以改变它,也无任何药物可以治疗胼胝体发育不良。但是对于伴随发生的癫痫问题,则可以采取药物控制治疗。

【临床处理及预后】

单纯性胼胝体发育不良不影响胎儿生存,可无任何症状,也可能出现癫痫、智力障碍和精神病;当胼胝体发育不良并且合并多发性畸形及染色体异常时,预后较差;因此,在发现胎儿胼胝体发育不良可疑时,应进行下列检查:

1. 对胎儿各系统及器官进行仔细检查,看是否合并其他畸形。

2. 应进行介入性产前诊断,了解是否存在染色体异常。

Dandy-Walker 综合征

【定义】

Dandy-Walker 综合征又称 Dandy-Walker 畸形,Dandy-Walker 囊肿,先天性第四脑室中、侧孔闭锁,后颅凹脑积水综合征。其定义为小脑蚓部的发育不全和向上转位及第四脑室的囊性扩张,是一种少见的先天性脑发育异常。

【发生率】

Dandy-Walker综合征发病率为1:35 000~1:25 000,出生后的 Dandy-Walker 畸形中,12% 出现先天性脑积水,2%~4% 出现儿童期发病的脑积水。

【病因及病理表现】

1. 病因　多样化和非特异性的染色体表现,如 13-三体综合征、18-三体综合征等;某些致畸因素导致,如酒精、糖尿病、风疹病毒、巨细胞病毒所致。

2. 病理表现为小脑蚓部全部或部分缺失。

【超声表现】

1. 完全性或部分性小脑蚓部缺失。

2. 第四脑室扩张及后颅窝囊肿,且两者互相贯通,后颅窝池≥10mm。

3. 双小脑半球分开。

4. 产前约有 20% 的 Dandy-Walker 畸形见有侧脑室扩张,产后脑积水进行性加重。

【产前诊断及治疗】

Dandy-Walker 综合征患者应进行产前诊断。

(1) 行产前染色体检查,如确诊有严重染色体异常(如 13-三体综合征、18-三体综合征)的胎儿,应终止妊娠。

(2) 染色体正常者,产前产后应联合小儿神经科、神经外科和医学遗传学的专科医师共同会诊,一般预后不良,12%~50% 的死亡率。

(3) 外科手术治疗。

常见的常染色体异常疾病

　　染色体是由细胞核中 DNA 分子与特异的相关蛋白组成,承载了全部的遗传信息。人类细胞内染色体共有 46 条。其中 44 条为常染色体,2 条为性染色体,分别来自父亲和母亲。按照染色体大小、短臂和长臂的长度、着丝粒的位置以及染色体条带的带型分为 23 对。常见的染色体疾病包括染色体数目以及结构异常。染色体数目异常占染色体疾病的 95%。当染色体整组增加时称为多倍体,当单条染色体增多或缺失时称为非整倍体。

　　早孕期自发流产的胚胎约有半数为染色体异常,妊娠中期 B 超提示结构严重畸形的胎儿,染色体异常者约为 1/3。

21- 三体综合征

【定义】

　　又称"唐氏综合征",是最常见的非整倍体染色体异常。

【发病率】

在没有筛查方法时,其发病率约为(1~2)/1000,其中95%是由于21号染色体不分离所致,增加的21号染色体约89%来自卵子,9%来自父亲,2%因为受精卵分裂时染色体不分离所致。

【病因】

主要和孕妇的年龄增长相关,随孕妇年龄增大,21-三体综合征发生率明显增高。其他危险因素包括早孕期接触有害物质、放射线以及缺乏叶酸等。

【临床表现】

21-三体综合征患儿具有特殊外貌:额头窄、外眦上斜,耳位低,颈后常有脂肪堆积,张口、吐舌。双手多表现为"通贯掌",第一脚趾和第二脚趾间距明显增大。约90% 21-三体综合征患儿患有不同程度和种类的先天性心脏病,智力中度或重度障碍。

【筛查】

21-三体综合征患儿母亲妊娠中期的前期血清β-hCG水平高于一般孕妇中位数,AFP则低于一般孕妇水平的中位数。临床常用β-hCG、AFP、游离雌三醇结合母亲种族、年龄、体重、生育史以及是否吸烟、是否患有糖尿病等其他风险因素进行风险评估,即所谓"唐氏筛查"来估算21-三体综合征患儿的风险,目前常用切割值为1:270,但唐氏筛查仅能筛出75%~80%的

21- 三体综合征患儿。另一种筛查方法是妊娠 11~13^{+6} 周超声检测胎儿颈项透明层（NT），当 NT 值达到或超过该孕周的第 95 百分位数（95th%）时，则提示 21- 三体综合征患儿风险增加。妊娠 20~24 周的超声筛查是排除 21- 三体综合征患儿的另一重要筛查手段，如在筛查时发现相关超声"软指标"阳性，则应建议行进一步检查。常见超声软指标包括：妊娠 26 周以后持续存在的脉络丛囊肿、胎儿颈部水囊瘤、三尖瓣反流、法洛四联症、消化道畸形、肠管强回声等，也有人将肾盂增宽也纳入为超声软指标。21- 三体综合征患儿在妊娠晚期还可表现为生长受限、羊水过少。近来母外周血中胎儿游离 DNA 测序已成为特异性很高的有效筛查方法。

【诊断】

妊娠 11~14 周绒毛穿刺，妊娠 16~24 周羊水穿刺以及脐血穿刺。可以通过细胞培养在细胞有丝分裂中期进行诊断，或通过荧光原位杂交法进行诊断。

18- 三体综合征

【定义】

18- 三体综合征又称 Edward 综合征，其发病率是仅次于 21- 三体综合征的常见非整倍体染色体疾病，发病率约为 1/2500,活产儿中的发病率约为 1/(6000~8000),重度智力障碍。

【病因】

染色体不分离。因多伴有严重畸形,80% 于妊娠期死亡。活产 18-三体综合征患儿只有极少部分可以存活一年以上。

【临床表现】

95% 伴有严重先天性心脏病。其他的临床表现包括:生长迟缓、草莓头、持续存在的脉络丛囊肿、单脐动脉,耳位低、睑裂短、吐舌,常常表现食指与无名指叠加在中指上,多伴有摇椅足。文献报道伴发畸形可达 130 余种。

目前可以通过血清学进行筛查,表现为 β-hCG、AFP 以及 E_3 中位数的降低。妊娠中期血清学筛查的敏感性为 65% 左右,但妊娠早期 NT 联合 PAPP-A 筛查的敏感性则可达 85% 左右。母外周血中胎儿游离 DNA 检测对 18-三体综合征的检出率约为 85% 左右,大部分 18-三体综合征患儿在妊娠中期的超声筛查中表现出多种畸形。

【产前诊断】

妊娠 11~14 周绒毛穿刺,妊娠 16~24 周羊水穿刺以及脐血穿刺。可以通过细胞培养在细胞有丝分裂中期进行诊断,或通过荧光原位杂交法进行诊断。

13- 三体综合征

【定义】

13- 三体综合征又称 PUTAU 综合征。发病率 1/5000。重度智力障碍。

【发病原因】

染色体不分离以及母亲高龄。只有 5% 患儿可以存活至出生后 6 个月,伴有严重智力低下。

【临床表现】

独眼、喙状鼻、腹壁裂、唇腭裂、眼裂小、小头畸形、先天性心脏病、单脐动脉、脐疝、肾脏畸形等。

【超声表现】

喙状鼻、前脑无裂、脐疝、腹部裂、其他严重结构畸形。

【血清学筛查】

AFP 持续存在。母外周血中胎儿游离 DNA 检测可检出 80%~90% 的 13- 三体综合征患儿。

【产前诊断】

妊娠 11~14 周绒毛穿刺,妊娠 16~24 周羊水穿刺以及脐血穿刺。可以通过细胞培养在细胞有丝分裂中期进行诊断,或通过荧光原位杂交法进行诊断。

常见的性染色体异常疾病

染色体数目异常还可按照常染色体异常和性染色体异常分类。常见性染色体异常如下：

45,X

【定义】

X 单体又称为 Turner 综合征,是卵子受精时丢失一条 X 染色体所致,1% 的胎儿可以存活至足月,发病率约为 1/2500,与孕妇年龄无关。患者表型因保留的 X 染色体来自父源还是母源而不同。

【血清学筛查】

甲胎蛋白水平轻度下降,游离雌三醇水平明显下降,β-hCG 显著升高。

【超声表现】

包括妊娠 11~14 周胎儿颈项透明层增厚、胎儿水肿、左心发育不全、主动脉狭窄,还有部分 45,X 患儿表现肾脏异常或生长受限。

【临床表现】

Turner 综合征患儿出生体重和身长平均值均较正常新生儿低,青春期以后身材矮小、常有第二性征发育不全,生殖能力差,需要借助辅助生育措施。但智商多正常,仅有部分患儿轻度智障。Turner 综合征患者自然受孕情况下,约有 1/3 概率胎儿为染色体异常或先天畸形。

如果在妊娠 11~14 周超声提示胎儿颈项透明层厚度增厚或胎儿水肿者,应警惕 Turner 综合征可能,建议其进行绒毛穿刺。母血中胎儿游离 DNA 筛查不能完全排除 X 单体的风险。

47,XXX

又称为超雌综合征。发病率约为 1/1000,70% 的发病原因是由于卵子第一次减数分裂时 X 染色体未分离所致。其发病率随母亲年龄升高而增加。

超声表现:常见胎儿颈项透明层增厚,少数患儿生殖泌尿系统发育异常,包括卵巢发育不良、双肾发育不良、尿道畸形,甚至肺发育不良和颅面畸形。

出生后患儿表型具有多样性,大多数患儿智力在正常范围之内,性器官发育多为正常,再生育风险未见增加。

47,XXY

又称 Klinefelter 综合征，活产男婴中发病率为 1/（500~800）。发病原因为精子或卵子减数分裂时染色体未分离所致。表型差异很大。婴幼儿时可以没有异常表现。青春期后可表现出毛发稀少，乳房女性化，成年后可表现为无精症。

47,XXY 胎儿没有特殊超声表现。长大后可能有语言表达能力障碍。

携带脆 X 突变基因的女性，其受累 X 染色体易发生不分离。

对于生育过 Klinefelter 综合征患儿的夫妻，再次妊娠后须进行绒毛穿刺或羊膜腔穿刺。

47,XYY

发病率 1/1000。多余的 Y 染色体来自父亲，精子第二次减数分裂时 Y 染色体未分离或受精后有丝分裂错误所致。

胎儿时期没有特异的超声表现，个别患儿伴有其他脏器畸形。智商较正常同胞略低，但没有智障。具有正常的生育能力。

脆 X 综合征

"脆 X 综合征"是一种 X 连锁家族遗传病。它的特征是在 Xq27 处有脆性部位的 X 染色体,也称为 X 染色体的"溢沟",这种 X 染色体称为脆性 X 染色体(fragile X,fra X),而它所导致的疾病称为脆性 X 染色体综合征。

X 染色体"缢沟"是由一段大约由 6~50 个三核甘酸重复序列(5'CCG/CGG3')6/50 扩增 200~2000 个三核甘酸重复单元。研究表明,CGG/GCCTNR 可以在单链形式下进行分子内折叠(intramolecularfolding)形成发夹(hairpin)(CCG 链),也可以进一步折叠成 G-tetraduplex(G-quadruple)CGG 链。CGG/CCGTNR 折叠所形成的 DNA 结构可以影响 DNA 和组蛋白组装成核小体(nucleosome),因此在 X 染色体的末端会出现"缢沟"。同时如果这些 DNA 的二级结构出现在 DNA 的复制和转录过程中,则通常会造成 DNA 聚合酶和 RNA 转录酶不能跨过这样的障碍,从而阻止 DNA 复制和 DNA 的转录。

【发病率】

男性发病率约为 1/2000,女性发病率约为 1/4000。

【临床表现】

智力中度到重度低下,患儿身材偏高,下颌大而前突,大耳,高腭弓,唇厚,下唇突出,另一个重要的表现是大睾丸症。一些患者还有多动症，常伴有攻击性行为或孤独症。20%患者有癫痫发作。另有部分携带者随年龄增加，X染色体末端断裂，脱失，出现类帕金森病的智力减退、震颤综合征。

【病因】

致病基因为FMR-1，它含有（CGG）n三核甘酸重复序列，后者在正常人约为30拷贝，而在正常男性患者和女性携带者增多到150~500bp，相邻的CpG岛未被甲基化，这种前突变（premutation）无或只有轻微症状。女性携带者的CGG区不稳定，在向受累后代传递过程中扩增，以致在男性患者和脆性部位高表达的女性达到1000~3000bp，相邻的CpG岛也被甲基化。这种全突变（full mutation）可关闭相邻基因的表达，从而出现临床症状。由前突变转化为完全突变只发生母亲向后代传递过程中。

【治疗】

有学者认为叶酸缺乏是Fra X综合征时智力低下的原因，大剂量叶酸可能会改善一定的临床症状，但效果并未获得确定。

【产前筛查和诊断】

现已可用RFLP连锁分析、DNA杂交分析、PCR扩增等方法来检出致病基因，首先抽取母亲外周血进行分析，当母亲X染色体三核甘酸重复序列达到或超过55时，胎儿即可疑患病，当重复序列大于200时即为患者。

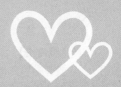

胎儿生长正常参考值

胎儿生长发育情况通常通过以下指标进行评价。

【双顶径】

孕 31 周前,双顶径(BPD)平均每周增长 3mm;孕 31~36 周,平均每周增长 1.5mm;孕 36 周后平均每周增长 1mm。

受胎方位、胎头入盆情况及胎儿头型等因素的影响,BPD 的测量值会有较大偏差,此时需结合头围对胎儿情况进行评估。

【头围】

头围(HC)测量更能反映胎头的实际大小,尤其在孕晚期,应以头围作为评估胎头大小的重要依据。

【腹围】

腹围(AC)应为胎儿腹部最大切面,是反映胎儿胖瘦及体重的重要指标。通常在孕 35 周前,腹围 < 头围;孕 35 周左右,腹围 ≈ 头围;孕 35 周后,腹围 > 头围。

腹围与胎儿体重密切相关,当腹围大于正常值,应警惕大于胎龄儿可能;腹围小于正常值,要小心胎儿生长受限。

【股骨长】

股骨是胎儿最易识别的长骨,股骨长(FL)是孕晚期核对孕周相对准确的指标。

FL 生长速度:孕 30 周前 2.7mm/w;孕 31~36 周,2.0mm/w;孕 36 周后 1.0mm/w。

若 FL/AC 比值 <20%,有巨大儿可能。

若 FL/AC 比值 >24%,有胎儿生长受限可能。

表 4　各孕周胎儿生长发育指标的正常值范围(单位:mm)

孕周	BPD			HC			FL			AC		
	5th	50th	95th	5th	50th	95th	5th	50th	95th	5th	50th	95th
14	28	31	44	102	110	118	14	17	19	80	90	102
15	31	34	37	111	120	129	17	19	22	88	99	112
16	34	37	40	120	130	140	19	22	25	96	108	122
17	36	40	43	130	141	152	21	24	28	105	118	133
18	39	43	47	141	152	164	24	27	30	114	128	144
19	42	46	50	151	163	176	26	30	33	123	139	156
20	45	49	54	162	175	189	29	32	36	133	149	168
21	48	52	57	173	187	201	32	35	39	143	161	181
22	51	56	61	184	198	214	34	38	42	153	172	193
23	54	59	64	195	210	227	37	41	45	163	183	206
24	57	62	68	206	222	240	39	43	47	174	195	219

续表

孕周	BPD			HC			FL			AC		
	5th	50th	95th	5th	50th	95th	5th	50th	95th	5th	50th	95th
25	60	66	71	217	234	252	42	46	50	184	207	233
26	63	69	75	227	245	264	44	48	53	195	219	246
27	66	72	78	238	256	277	47	51	55	205	231	259
28	69	75	81	248	267	288	49	53	58	216	243	272
29	72	78	85	257	277	299	51	56	60	226	254	285
30	74	81	88	266	287	309	53	58	63	237	266	298
31	77	83	90	274	296	319	55	60	65	246	277	310
32	79	86	93	282	304	328	57	62	67	256	287	322
33	81	88	96	288	311	336	59	64	69	265	297	334
34	83	90	98	294	317	342	61	66	71	274	307	345
35	85	92	100	299	323	348	63	68	73	282	316	355
36	86	94	102	303	327	353	64	69	74	289	324	364
37	87	95	103	306	330	356	66	71	76	295	332	372
38	88	96	104	308	332	358	67	72	77	302	339	380
39	89	97	105	309	333	359	68	73	78	307	345	387

常见的胎儿疾病诊断

羊水过多

羊水在维系妊娠,保障胎儿正常生长发育中起到重要的作用。妊娠早期,羊水主要是通过羊膜产生,自妊娠 12 周起,羊水的产生即主要依靠胎儿的肾脏和膀胱。羊水起到保温、缓冲和容纳代谢产物的作用。

正常情况下,羊水量会随着胎龄增长而增多,妊娠 20 周时,平均为 500ml;妊娠 28 周,会达到 700ml 左右;在 32~36 周时,达到 1000~1500ml;妊娠 40 周后可能会减少。临床上是以 300~2000ml 为正常范围,如果羊水量超过 2000ml,称为羊水过多。由于不同孕期子宫的容量不同,虽然各时期羊水量有所差异,但通常以羊水厚径(amniotic fluid volume, AFV)或羊水指数(amniotic fluid index, AFI)来估计羊水量。AFV≥8cm或 AFI≥20cm,诊断为羊水过多。羊水过多的发生率为 0.5%~1.0%。

【原因】

包括原发羊水过多和继发羊水过多。

（一）原发羊水过多

羊水的产生和代谢机制目前尚不完全清晰,除了继发羊水过多的原因外,还有一些原因不明的羊水增多,其中原因之一是巨大儿,推测和胎儿排尿增多或未被诊断的妊娠期血糖增高相关。另外,水通道蛋白也是参与羊水代谢的重要因素。AQP1又称通道形成整合蛋白,其在羊膜、胎盘、脐血管的表达与羊水量密切相关。

（二）继发羊水过多

最常见原因为胎儿神经管畸形,如开放性脊柱裂、脑膨出,由于脑脊膜暴露于羊水之中,脉络丛增生,渗出液增多,或者无脑儿由于不具备中枢吞咽功能。胎儿消化道闭锁,特别是上消化道闭锁,由于不能吞咽羊水,也会造成羊水过多,但如果是下消化道梗阻,则羊水过多的概率较小。羊水过多的其他常见原因还有胎儿染色体异常、胎盘血管瘤、宫内感染、母儿血型不合、胎母输血综合征、地中海贫血、淋巴系统发育不完善、双胎输血综合征以及妊娠期糖尿病等。

【临床表现】

子宫底明显高于该孕周,腹胀,严重时影响孕妇呼吸,常有气短、喘憋、难以平卧等症状。

【诊断】

1. 超声影像学诊断除外神经管畸形和消化道梗阻、胎盘血管瘤、脐带囊肿,还应观察胎儿是否水肿、是否存在体腔积液和颈部囊肿。除外双胎输血综合征。

2. 母体血糖水平。

3. 母外周血检测 微小病毒 B19-IgG 或 IgM；胎儿红细胞计数；ABO 和 Rh 血型抗体滴定度。

4. 羊膜腔穿刺 除外胎儿染色体异常；风疹病毒、巨细胞病毒、单纯疱疹病毒 DNA 检测。

【治疗】

主要是对症治疗。

1. 药物治疗 妊娠 32 周前可以口服吲哚美辛 $2mg/(kg \cdot d)$，持续 1~4 周，妊娠 34 周后使用应警惕胎儿动脉导管早闭。也可使用中药治疗。

2. 羊水减量 当孕妇感觉严重腹胀、呼吸困难甚至影响到心功能时，可以进行羊水减量。通常羊水减量同时完成胎儿细胞学和病毒病原学检查。以往认为羊水减量速度为 500ml/h，但现在的观点认为，长时间平卧会诱发仰卧位综合征，特别是羊水过多，子宫显著增大时。以 1000ml/30~45min 的速度减量较为安全，一次减量 1000ml 左右为宜。减量时要密切观察宫缩情况，重视孕妇主诉，避免胎盘早剥。减量前后测量羊水指数。减量术后适当给予保胎治疗。可以在减量 3 天后重复操作，注意预防宫内感染。

羊水过少

$AFV \leqslant 2cm$ 或 $AFI \leqslant 5cm$ 可以诊断为羊水过少；羊

水过少是妊娠期常见的并发症,其原因各异。

妊娠12周前,羊水的产生主要依靠胎膜和脐带表面物质交换;妊娠12周后,主要依靠胎儿排尿产生。如果在妊娠17~24周发生羊水过少,则可能严重妨碍胎儿肺泡发育,因此对于羊水过少应及时给予诊断和治疗。

【病因】

1. 胎儿泌尿系统发育不良,包括肾缺如、多囊肾、下尿道梗阻。

2. 胎盘发育不良、前置/低置胎盘,导致母儿交换不足。

3. 羊水过少的另一个原因是羊膜发育不良,电镜观察可见羊水过少的患者羊膜变薄,上皮细胞萎缩,微绒毛变粗、肿胀、数目减少,有鳞状上皮化生现象。使母胎之间血氧交换产生障碍,使羊水产生减少。孕妇脱水、血容量不足、血浆渗透压增高可导致胎儿血浆渗透压相应增高,羊水吸收增加,并且肾小管重吸收水分增加,尿形成减少而致羊水过少。

4. 母体合并症及并发症 妊娠高血压疾病时,孕妇全身小血管痉挛,胎盘绒毛发育不良、绒毛间隙狭窄;糖尿病合并妊娠者,血管内皮病变,胎盘血管同样发生血流阻力增加,胎儿肾前血流不足,泌尿减少,羊水过少。

5. 胎盘功能减退 妊娠晚期或过期妊娠时,胎盘绒毛组织退化,胎盘灌注减少,胎儿血容量减少,肾小球灌注不足,胎儿排尿减少致羊水量减少。

【诊断标准】

羊水过少的诊断主要依赖于 B 型超声检查对羊水量的测量,包括羊水厚径和羊水指数两项指标。

通常羊水指数 <5cm 和(或)羊水厚径 <2cm 即可诊断羊水过少。

5cm< 羊水指数 <8cm 时,只能考虑羊水过少的可能,尚不能进行诊断。

【治疗】

(一)未足月羊水过少

除外胎儿染色体异常以及泌尿系统发育异常后,首先治疗母体并发症及合并症。

1. 羊膜腔内灌注术 羊水是胎儿的外围保护,对于胎儿的生长、某些器官的发育成熟、免受外界的机械损伤等起着重要的作用。适量的羊水能够避免子宫肌壁或胎儿对脐带的直接挤压,相反,羊水量的减少容易使脐带受压,导致胎儿窘迫的发生,反复长时间胎儿宫内缺氧又可使胎儿酸中毒,严重者胎儿死亡。羊膜腔内灌注是将消毒过的生理溶液注入子宫腔内。通过灌注生理性的溶液使宫腔内的羊水量达到正常,从而恢复羊水的保护作用,降低胎儿窘迫的发生,改善围生儿预后。

2. 静脉滴注盐酸川芎嗪或丹参,或皮下注射低分子肝素,改善胎儿微循环,活血化瘀,抗血小板凝集,扩张小动脉,促进纤维蛋白原溶解,使红细胞解聚,从而降低血液黏稠度和胎盘循环的阻力。

(二)足月妊娠伴有羊水过少

妊娠足月羊水过少,多数是因为胎盘功能不足或因胎儿一时排尿量少所致。如果胎心监护未见异常,可以复查超声。如果复查后羊水量仍然少于正常,可以进行羊膜腔灌注。缓解胎儿脐带受到的压迫,灌注后可限期进行引产,达到阴道分娩的目的。但当胎心监护出现异常时,则可能胎盘功能减退,胎儿不能耐受宫缩,需要进行剖宫产。

胎儿水肿

胎儿水肿(hydrops fetalis)是指过多的液体在胎儿皮下组织或体腔内积聚,导致胎儿广泛性软组织水肿和体腔液体积聚的病理状态,是较常见的胎儿异常。

【病因与分类】

(一)免疫性水肿

指由于母婴血型不合所致的胎儿水肿,较常见的包括 ABO 血型不合和 Rh 血型不合;占胎儿水肿大约 5%。

(二)非免疫性水肿

指由于胎儿因素、母体因素或胎盘 - 脐带因素等多种原因导致的胎儿水肿;占胎儿水肿大约 95%。

1. 胎儿因素 宫内感染(如巨细胞病毒、先天性肝炎、风疹、细小病毒、梅毒、腮腺炎病毒、弓形体等)、染色体异常(如 21- 三体综合征等各种三体综合征、Turner 综合征、三倍体等)、胎儿畸形、胎儿地中海贫血性溶血病、重要器官发育不健全(如胎儿心动过速、传导阻滞等心律失常、先天性肺发育不良)等(表5)。

表5　致胎儿水肿常见胎儿畸形

心血管畸形	心脏横纹肌瘤
	心内畸胎瘤
	其他心脏解剖结构异常,如法洛四联症
造血系统疾病	动静脉瘘
	α- 珠蛋白生成障碍性贫血
	葡萄糖 -6- 磷酸脱氢酶缺乏症
	再生障碍性贫血
	先天性白血病
	腔静脉、门静脉血栓等
呼吸系统疾病	纵隔畸胎瘤
	膈疝
	肺囊腺瘤
	先天性乳糜胸
	肺错构瘤等
泌尿系统疾病	尿路狭窄或梗阻
	后尿道瓣
	梨状腹综合征等

消化系统疾病	小肠闭锁
	肠旋转不良或扭转
	小肠重复畸形
	胎粪性腹膜炎
	胆道闭锁
	胆汁淤积
	肝血管畸形
	肝硬化或纤维化
	多囊肝等
先天性代谢病	溶酶体贮积病
	先天性甲状腺疾病
其他系统畸形	先天性淋巴水肿
	骶尾部畸胎瘤
	多脾综合征
	羊膜带综合征
	先天性神经母细胞瘤
	致死性侏儒症
	骨或软骨发育不良

2. 母体因素 妊娠期高血压疾病、糖尿病、肝炎、腮腺炎等。

3. 胎盘 - 脐带因素 绒毛膜血管瘤、胎母输血综合征、脐动脉瘤、脐带扭转、绒毛膜静脉血栓、脐静脉血栓、双胎输血综合征（TTTs）等。

【诊断】

胎儿水肿的诊断有赖于超声检查。

超声发现胎儿至少一处的浆膜腔(腹腔、胸腔或心包腔)积液伴有皮肤水肿(厚度 >5mm),或 2 处浆膜腔积液不伴有皮肤水肿,则应诊断胎儿水肿。妊娠晚期超声检查发现胎儿一个部位出现浆膜腔积液称为非典型胎儿水肿。

【临床处理流程】

积极寻找原因,积极对症(对因)治疗,酌情促肺治疗,评价母婴状况,确定分娩方式。

1. 孕妇常规检查项目　血常规、血型、不规则抗体、尿常规、肝肾功能、乙丙肝病原学检查、梅毒检查、艾滋病检查、血型抗体检查、TORCH 检查、B19 病毒检查等。

2. 产前诊断检查项目　胎儿染色体核型检查、酌情查微重复、微缺失等,胎儿胸腔积液、腹水常规及生化检查,脐血血常规检查,脐血生化检查,脐血病毒学检查。

3. 孕妇心电图、超声检查、阴道分泌物及 B 族链球菌(GBS)检查。

4. 宫内治疗

①抽取腹腔积液:既是诊断,也是治疗。

②宫内输血治疗。

③胎儿镜手术治疗:对于孕 16~26 周的 TTTs 孕妇,可采用胎儿镜下激光凝集胎盘血管吻合支等治疗。

5. 药物治疗　胎儿室上性心动过速可考虑使用地

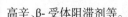

高辛、β-受体阻滞剂等。

6. 促肺治疗　胎儿孕 34 周前需终止妊娠者可给予地塞米松促胎肺成熟治疗。

7. 评价母婴状况,确定分娩方式。

8. 分娩后胎盘送病理,酌情送胎盘细菌培养。

【胎儿预后】

胎儿水肿病因多样化且复杂,胎儿预后与水肿发生原因有关,胎儿畸形或先天性疾病所致胎儿水肿通常预后较差;部分胎儿水肿具有自限性,具有自限性的胎儿水肿预后相对好,非典型胎儿水肿预后相对较好。

胎儿神经管畸形

神经管畸形,又称神经管缺陷(neural tube defects,NTDs),是最常见的胎儿畸形之一,我国估计每年出生 8 万 ~10 万例。神经管畸形属于多基因遗传病,由胚胎发生时期神经管闭合不良所致。临床上包括无脑畸形及脑膨出,脑积水,脊柱裂等。以下分别叙述。

一、露脑畸形和无脑儿

【定义】

露脑畸形(exencephaly)是指眼眶以上全颅盖骨或大部分颅盖骨缺失,虽具有完整的脑组织,但存在脑组织发育异常。无脑儿(anencephaly)是指大脑、颅骨和头皮主要部分先天性缺损,是最严重的、唯一最常见的产前可检测到的神经管缺陷。无脑儿常分为两种亚型,较轻的称为部分无颅畸形(meroacrania),表现为脑血管覆盖的颅顶的小缺损。较重的称为完全无颅畸形(holoacrania),表现为大脑完全缺损。露脑畸形是无脑儿的早期阶段。

无脑儿约占神经管缺陷的一半。女性胎儿更容易患病,女性与男性患者比为 3 : 1~4 : 1。

【病因】

病因不明,可能与脊柱裂相似,也是多因素致病,包括遗传、环境、致畸因子等。国外学者提出的神经管多点闭合理论。闭合位点最可能是在胚胎形成期由不同的基因表达所调控。正常情况下,胚胎 4 周时前神经孔关闭,外胚层下的间质组织向中央移行。以后外胚层成为头皮,间质组织成为肌肉和颅骨。约妊娠 10 周完成颅骨钙化。如果这一过程发生障碍,颅盖不能形成,便可出现颅盖缺失。颅盖缺失使脑组织暴露并长期浸泡在羊水中,由于受化学及机械因素的作用使脑组织破碎脱落于羊水中。久而久之脑组织变得越来越少,最后只剩下面部和颅底,成了无脑儿。

【诊断】

对于无脑儿的产前诊断,尽管无脑儿患者的血清 AFP 升高,但常规超声检查比孕中期母亲血清筛查能发现更多的病例。

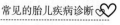

本病在早孕期声像图上就可有特殊表现,双大脑半球存在,冠状切面上分开的大脑半球声像图呈典型的"米老鼠征",越早期大脑半球相对越规则,越对称。在孕中期,超声检查主要根据颅顶的上部缺损而作出诊断。正常情况下应该在眼眶水平以上看到大脑半球的位置,看不到组织或看到边界不清的不均质包块。这种畸形在胎儿面部的冠状切面看得最清楚。通过超声检查诊断非常准确,几乎没有假阳性。

二、脑积水

【定义】

脑积水(hydrocephalus)是一种与静水压和气压无关的、发生在脑室内或脑室外的脑脊液病理性增加的疾病。脑脊液形成于脑室系统,50% 来自脉络丛,另外 50% 来自大脑毛细血管。

【病因】

很多原因可以引起脑积水,最常见的是中脑导水管狭窄以及蛛网膜下腔回流受阻所致的交通性脑积水。

遗传性:包括 X 性连锁遗传和常染色体隐性遗传。

【诊断】

由于脑室扩张会出现明显的超声显像,因此其产前诊断很容易。评估脑室大小最常用的方法是测量胎儿大脑轴性平面的脑室内径线。当径线 >10mm 时,表明存在脑室扩张。这个方法易于操作,可重复,并且不随孕周改变。临界脑室扩张被用来指脑室内径线测量值在 10~15mm。

三、脑膨出

【定义】

脑膨出（cephalocele）是指颅内结构通过颅骨缺损处而疝出，属开放性神经管缺陷。分为脑膜脑膨出（encephaloceles）及脑膜膨出（meningoceles），前者包括脑脊膜及脑组织，后者包括脑脊膜及脑脊液。

【病因】

脑膨出病因多种，包括母亲糖尿病、风疹感染、维生素 A 过多症、孤立的神经管缺陷、羊膜带综合征、非整倍体畸形（如 13- 三体及 18- 三体）、遗传学综合征（如 Meckel-Gruber 综合征）。

【诊断】

脑膨出因所含内容物不同，其超声的表现也不同。可以表现为单纯囊性包块、与颅骨相连的脑回样实性包块或囊性与实性包块并存。同时也可发现颅骨缺损。

四、脊柱裂

【定义】

脊柱裂（spina bifida）属于开放性神经管缺陷，是指脊椎中线缺损，导致椎管敞开，脊髓或神经暴露。绝大部分的脊柱裂位于背侧部，偶尔位于腹侧部。根据脊柱裂的部位、有无皮肤覆盖、开放的严重程度,在病理上有不同的分类。大部分脊柱裂均为开放性(80%~85%),小部分为"隐性"脊柱裂。所谓"隐性"是指椎骨有缺损、有"裂",但表面有脊膜、皮肤及皮下组织覆盖。

【病因】

开放性神经管缺陷的发生机制不很清楚,可能与多因子遗传有关,也可能与染色体畸变有关。

【诊断】

超声诊断脊柱裂有很高的敏感性和特异性。脊柱裂有三大声像特征:开放性椎骨缺损、软组织异常及相应的头部改变。

五、NTDs 的临床诊疗路径

对于疑诊 NTDs 的胎儿应有系列详细的超声检查明确诊断及是否合并其他畸形。露脑畸形是无脑儿的早期表现。因此种畸形预后很差,建议终止妊娠。建议患者行磁共振检查。应进行弓形体、巨细胞病毒、风疹病毒及单纯疱疹病毒的血清学和(或)病原学培养。如超声检查怀疑存在其他畸形,建议行胎儿染色体核型检查,以便于遗传咨询。

产前发现脑室扩张,告知患儿父母关于脑积水的多样性情况。需动态超声监测,并可行磁共振检查。如脑积水合并其他颅内结构异常或其他重要脏器结构异常多预后不良,应行染色体分析,巨细胞病毒和弓形体感染的检查。产前诊断脑室扩张的新生儿需要仔细的体格检查。建议请神经外科医师会诊，可行 CT 和磁共振检查。

脑膨出一旦超声发现，要注意是否合并其他畸形。需要进行染色体核型分析。诊断明确后，根据缺损大小，结合孕周及是否合并其他畸形进行产科处理。与父母充分沟通，交代患儿预后。前顶或额部的脑膨出预后相对会好一些。

当母体 AFP 筛查异常时，应怀疑脊柱裂。超声应注意是否有胎儿颅脑畸形，并应寻找其他畸形。一旦被确定，应行胎儿染色体核型分析。父母应和儿科专家共同讨论患儿的预后。疾病的预后取决于病变的位置，一般情况下，病变位置越低，预后越好。

母儿血型不合

新生儿黄疸是困扰很多家长的问题，严重的黄疸，也就是当宝宝血清中胆红素含量达到或超过 20mg/dl 时，就有可能沉积到宝宝大脑基底核、视丘下核、苍白球等部位，导致"核黄疸"，严重影响宝宝的生长发育。新生儿黄疸的一个重要原因是溶血，也就是红细胞遭到破坏，其中的胆红素大量进入血液，不能及时与白蛋白结合。这部分胆红素具有很强的亲脂性，可以透过血脑屏障，进入脑细胞，阻断脑细胞线粒体对氧的利用,使脑细胞不能产生能量,从而不能发挥正常的功能,发生脑性瘫痪。

新生儿红细胞破坏包括生理性和病理性。生理性溶血的原因是因为胎儿在宫内处于相对低氧环境,因此,红细胞数目多。当出生后,新生儿建立呼吸,血氧浓度增高,不再需要原来那么多的红细胞,因此,多余的红细胞就会被破坏掉,产生的胆红素与血清中的白蛋白相结合,再通过大小便排出,不会对机体造成伤害。但是,如果新生儿存在感染、与母亲血型不合或其他疾病,就可能发生病理性红细胞破坏,大量的胆红素不能充分与白蛋白结合排出体外,就会发生病理性黄疸。

因为血型不合是新生儿黄疸的主要原因之一,很多家长对母儿血型不合非常恐惧,但实际上因母儿血型不合发生的黄疸并非都很严重。

人类血型系统包括 ABO、Rh、MN、Kell 以及其他一些,血型由红细胞表面的血型抗原所决定。ABO 血型系统是 1900 年被发现和确定的人类第一个血型系统。红细胞表面具有 A 抗原的为 A 型血,有 B 抗原的为 B 型血,既无 A 抗原又无 B 抗原的为 O 型血。Rh 血型系统是 1940 年发现恒河猴红细胞上的抗原物质同时存在于人类红细胞表面,将具有该抗原的定义为 Rh(+),反之为 RH(-)。我国汉族中 Rh(+) 血型为 99.7%,白种人中 Rh(-) 血型可达 15%。MN 血型系统和 Kell 血型系统较为少见。不同的血型抗原在红细胞表面的分布不同,抗原数目的多少决定了抗原的强弱。各个血型抗原在个体发育的不同阶段所表现出的抗原强度也不同。

由于我国以 Rh(+) 血型为主,因此母儿血型不合主要是 ABO 血型不合。例如母亲是 O 型血,没有 ABO 血型抗原,胎儿继承来自父亲的 A 抗原或 B 抗原,孕期少量的胎儿红细胞会进入母体血液循环,通过免疫反应,使母体产生相应的抗体,这些抗体通过胎盘,再进入胎儿体内,与胎儿红细胞表面的抗原结合,破坏胎儿的红细胞。初次妊娠时,虽然有胎儿的红细胞进入母体,使母体产生免疫反应,但初次免疫反应通常很弱,产生的抗体也很少,在母体血液循环中还会有一部分被破坏掉,因此,初次妊娠即发生 ABO 血型不合的溶血极其少见,但因为 ABO 血型抗原的结构与自然界中一些类血型物质相近似,这些物质也可能会使母体免疫,或者如果外祖母的血型与母亲不同,当母亲还是胎儿时,就已经被某种血型抗原致敏,因此,对于极少数过敏体质的母亲来说,也可能在首次妊娠时即发生 ABO 溶血,但这种情况非常少见,多数是在生育过与母亲血型不同的宝宝后,再次妊娠时才会发生胎儿或新生儿溶血。

母亲和宝宝血型不一致的情况很普遍,但真正发生严重 ABO 溶血的情况却很少见。这是因为当胎儿具有 A 抗原或 B 抗原的红细胞进入母体并致敏后,母体产生了 A 抗体或 B 抗体,这些抗体通过胎盘进入胎儿体内,会和胎儿体内不同的细胞相结合,还有部分抗体遭到破坏,真正和胎儿红细胞相结合的抗体并不多,另外,由于胎儿时期红细胞表面的抗原尚未发育完全,抗原性不强,可以和相应抗体相结合的位点不多,因此,较少导致红细胞大量被破坏。

人类 ABO 血型抗原起源历史悠久,自然界中又有多种物质与血型抗原相似,因此,人类血液系统中或多或少都会有 ABO 血型抗体存在,故而当母亲体内检出 ABO 血型抗体时,不用过度担心,有人通过研究发现,O 型血的母亲,约有 50% 以上的人在妊娠 28 周以后会产生血型抗体,还有一部分人在非孕期体内就存在血型抗体,只有当抗体滴定度达到 1:128,也有人认为要达到 1:256 以上时才可能发生胎儿溶血。ABO 血型抗体不必作为常规筛查,只是针对既往曾经有过不明原因新生儿严重黄疸病史、多次妊娠(包括分娩和流产)史、不明原因反复流产、死胎且夫妻血型不一致的孕妇进行筛查即可。通常可以在孕早期进行一次筛查,了解基础抗体滴定度,以后每月检查一次,直至妊娠 28 周,每 2 周检查一次,至妊娠 36 周以后,每周检查一次,如果抗体滴定度升高 4 倍,就意味着胎儿可能存在危险。其他监测方法主要是依靠超声。如果胎儿发生严重溶血,B 超下会表现出皮肤水肿、胸腔积液、腹水、大脑中动脉血流加速或阻力下降。

新生儿 ABO 溶血主要表现为出生后第一天即发生黄疸,早于出生后第 3~4 天出现的生理性黄疸,而且黄疸程度严重,也有少数 ABO 溶血的宝宝会在出生 2 周后发生晚期贫血,这是由于宝宝体内的抗体持续存在所致。

总之,ABO 溶血确实会对宝宝造成损害,但绝大多数 ABO 溶血的病情都比较轻,也不是每一个 O 型血的女性怀孕后都要发生 ABO 溶血,即使检测出 ABO 抗体,目前也没有特效药物治疗,所以,如果具有 ABO 溶血的高危因素,只要定期检查,出生后严密观察,及时治疗,就不会使宝宝受到伤害。

胎母输血综合征

【定义】

胎母输血综合征(fetomaternal hemorrhage,FMH)是指胎儿红细胞进入母体循环,当超过 15ml 胎儿红细胞或 30ml 胎儿血液时,就会危及胎儿安全。

FMH 的病因目前尚不清楚,起病隐匿,容易漏诊,使胎儿发生严重不良结局。

通常临床采用诊断标准为母亲外周循环中胎儿的血红蛋白(Hemoglobin,Hb)含量达到 3% 以上,或母外周循环中胎儿红细胞达到 0.4%。胎儿红细胞大于成人红细胞 20%~30%,在酸性环境中,成人红细胞中的 Hb 溶解,红细胞仅有残迹,而红色的胎儿红细胞依然保持形态完整,容易识别。但因为涂片质量和母源性胎儿 Hb 以及温度等因素可能影响结果,从而使各实验室诊断标准有所不同。

胎母输血综合征起病隐匿,缺乏特征性临床症状和体征,推测和胎盘受损有关。正常情况下,胎儿和母体通过滋养细胞层、合体细胞层和血管内皮进行物质交换,而当绒毛组织受到损害时,胎儿血液可直接进入绒毛间隙,造成胎儿失血。其发病高危因素包括外倒转、剖宫产、羊膜腔穿刺、胎盘血管瘤、脐静脉血栓、母亲吸烟、高血压、多产等。

【临床表现】

主要临床表现包括胎动减少、胎儿水肿、胎心监护异常(正弦曲线);FMH胎儿临床表现以及预后主要取决于胎儿失血速度和失血量,慢性胎母输血,可致胎儿贫血,影响胎儿的正常生长发育,胎儿可表现为生长受限;还可因严重贫血造成胎儿水肿,在妊娠晚期,胎儿可能因为贫血表现为缺氧,出现胎动减少、胎心监护基线平直、减速或正弦曲线,急性胎母输血则可能造成胎儿窘迫、失血性休克甚至死亡。因此,如果出现上述临床表现,除考虑胎盘、脐带因素外,尚应考虑胎母输血可能。

【临床诊断】

当临床表现出胎动减少、胎儿水肿、胎心监护异常(正弦曲线)、胎儿生长受限时,应结合高危因素判断是否存在胎母输血综合征可能,首先进行母体外周血中胎儿红细胞计数,如果达到或超过 0.4%,妊娠 32 周前应考虑脐静脉穿刺,除外胎儿贫血,并酌情进行宫内输血,不同孕周胎儿血红蛋白的参考值范围见表6;孕龄达到或超过32周则应考虑终止妊娠。

胎儿宫内输血量的计算一般采用超声估计的胎儿体质量和预期胎儿红细胞压积来计算,具体见表7。

表6　不同孕周胎儿血红蛋白的参考值范围(g/L)

孕周(周)	0.55MoM	0.65MoM	0.84MoM	1.0MoM
18	58	69	89	106
19	60	71	91	109
20	61	72	93	111
21	62	74	95	114
22	64	75	97	116
23	65	76	99	118
24	66	78	100	120
25	67	79	102	121
26	68	80	103	123
27	68	81	104	124
28	69	82	106	126
29	70	83	107	127
30	71	83	108	128
31	71	84	109	130
32	72	85	110	131
33	72	86	111	132
34	73	86	111	133

续表

孕周(周)	0.55MoM	0.65MoM	0.84MoM	1.0MoM
35	74	87	112	134
36	74	87	113	135
37	75	88	114	135
38	75	89	114	136
39	75	89	115	137
40	76	90	116	138

注:MoM:中位数倍数。正常血红蛋白浓度为≥0.84MoM;0.65MoM≤轻度贫血指血红蛋白浓度 <0.84MoM;0.55MoM≤重度贫血指血红蛋白浓度 <0.65MoM;严重贫血指血红蛋白浓度 <0.55MoM

表7 根据胎儿估计体重和预期红细胞压积增加水平估计红细胞输注量(ml)

胎儿估计体重(g)	预期红细胞压积增加水平				
	10%	15%	20%	25%	30%
500	12.5	16.1	19.7	23.2	26.8
600	14.8	19.1	23.4	27.7	32.0
700	17.2	22.2	27.2	32.2	37.2
800	19.5	25.2	31.0	36.7	42.4
900	21.8	28.3	34.7	41.2	47.6
1000	24.2	31.3	38.5	45.7	52.8
1100	26.5	34.4	42.3	50.1	58.0
1200	28.8	37.4	46.0	54.6	63.2

续表

胎儿估计体重(g)	预期红细胞压积增加水平				
	10%	15%	20%	25%	30%
1300	31.2	40.5	49.8	59.1	68.4
1400	33.5	43.5	53.5	63.6	73.6
1500	35.8	46.6	57.3	68.1	78.8
1600	38.1	49.6	61.1	72.5	84.0
1700	40.5	52.7	64.8	77.0	89.2
1800	42.8	55.7	68.6	81.5	94.4
1900	45.1	58.7	72.4	86.0	99.6
2000	47.5	61.8	76.1	90.6	104.8
2100	49.8	64.8	79.9	94.9	110.0
2200	52.1	67.9	83.7	99.4	115.2
2300	54.5	70.9	87.4	103.9	120.4
2400	56.7	73.9	91.0	108.2	125.4
2500	59.0	76.9	94.8	112.7	129.6

双胎输血综合征

双胎输血综合征(TTTs)是发生在单绒毛膜双胎的一种难治并发症,未经治疗的围生儿死亡率高达90%以上。

【诊断标准】

双胎输血综合征的产前诊断主要依靠 B 超提示单

绒毛膜双胎伴羊水过多 - 羊水过少序列。标准包括：①两胎儿性别相同；②单个胎盘；③2个羊膜囊体积有差异；④一个胎儿水肿或有充血性心功能不全的表现；⑤一胎羊水过多，一胎羊水过少；⑥受血儿脐带直径大于供血儿脐带直径。符合上述两项即可诊断双胎输血综合征。

【TTTs 分期】

表 8　TTTs 分期（Quintero 超声分期）

分期	羊水过多或过少	供血儿膀胱无充盈	脐血流异常[③]	水肿胎儿	胎死宫内
I	+	-	-	-	-
II	+	+	-	-	-
III	+	+	+	-	-
IV	+	+	+	+	-
V	+	+	+	+	+

注：脐血流异常至少符合下列一项：①脐动脉舒张末期血流缺如或反向；②脐静脉导管逆流；③脐静脉血流搏动

【病理基础】

在单绒毛膜、双羊膜单卵双胎的胎盘内存在着动 - 动脉、静 - 静脉及动 - 静脉吻合方式，通常情况下，这些吻合血管相互代偿，维持两胎间血流动力学平衡，如果平衡状态被打破，胎儿之间就会出现单向血流，受血儿血容量增多，另一胎儿血容量减少。这种异常吻合可以出现在胎盘浅层或深层。

【治疗方法】

目前,对双胎输血综合征的治疗方法主要为激光凝结、系列羊水减量以及隔膜造口术。文献报道,激光凝结术可有效阻断胎盘间单向血流,胎儿存活率高,远期严重神经系统损伤发生率低,但对技术、设备要求高,而且,如果胎盘两个亚单位差异较大,小的胎盘亚单位若不能满足该胎儿生长发育的需求,则可能会发生胎儿生长受限和胎儿死亡。另外,激光凝结仅限于阻断胎盘表面的交通支,对于胎盘深部的交通支则无法阻断。虽然大量文献报道激光凝结的效果优于羊水减量,但因羊水减量术简便易行,故仍作为 TTTs 的一种临床治疗方法,且近年来也有报道在产后 30 天的新生儿存活率等方面,两种治疗方法无显著性差异。

【诊断原则】

早孕期超声诊断绒毛膜性。

妊娠 16~26 周,建议每 2 周行超声检查一次,了解羊水情况。当出现羊水过多过少序列时应积极治疗。

胎儿生长受限

【病因】

(一)胎儿因素

1. 染色体异常　包括数目和结构异常。当胎儿染色体异常时，一些遗传信息发生改变，导致胎儿生长受限。

2. 胎儿原发疾病　肾上腺功能减退、中枢神经系统发育异常、先天性心脏病等。

3. 结构畸形　先天性膈疝、肺囊腺瘤等。

（二）胎盘因素

胎盘是保证胎儿与母体进行血氧交换的器官，当胎盘发育障碍或发生异常时，即可影响胎儿的生长。当感染、栓塞或胎盘血管瘤时，除了纤维蛋白原沉积于绒毛周围，使绒毛血管腔隙狭窄，影响到母儿血氧的有效交换外，胎盘有效交换面积也有所减少。当胎盘绒毛发育障碍时，胎盘面积小于正常胎儿的胎盘，同样影响到胎儿的生长发育。

1. 胎盘位置异常　前置胎盘、低置胎盘时，由于子宫下段蜕膜发育不良，胎盘血液供应相对不足，可以导致胎儿生长受限。另外，如果各种因素导致绒毛损伤，发生胎母输血综合征，胎儿有效循环血量不足，体重也会显著低于正常。

2. 双胎输血综合征　主要发生于单绒毛膜双羊膜囊双胎，供血儿每次胎盘循环均会发生失血，长此以往发生严重贫血、低体重。

3. 选择性胎儿生长受限　当单绒毛膜双羊膜囊双胎胎盘分配不一致时，虽然没有血管交通支的吻合，但由于母儿交换面积不同，小胎盘供血的胎儿可能发生生长受限。

4. 双胎生长不一致　双绒毛膜双羊膜囊双胎,两胎儿生长不一致,其中之一发生生长受限。

(三)母体因素

1. 母体慢性疾病　心脏病、糖尿病、严重的肝炎、肾炎、高血压、重度贫血等疾病。

2. 不良生活习惯　吸烟,尼古丁使胎盘血管收缩,影响胎儿血液供应;酗酒导致的酒精儿和母亲严重营养不良,胎儿体重均显著低于正常。

(四)免疫性疾病

血液高凝状态/易栓状态。

【诊断流程】

1. 通过询问月经周期及可能的受孕日,结合早孕超声检查,核对孕周。

2. 除外胎儿染色体异常。

3. 除外胎儿结构异常。

4. 除外母体慢性疾病和宫内感染。

5. 除外胎盘位置和结构异常。

6. 双胎妊娠应在妊娠早期以及妊娠 11~14 周明确绒毛膜性。

7. 检查血常规、凝血功能、除外免疫系统疾病。

【治疗】

改善胎盘微循环;营养治疗;加强监测;脱离不良生活环境;适时终止妊娠。

双胎妊娠一胎胎死宫内的处理

双胎妊娠一胎胎死宫内(single intrauterine fetal death,sIUFD)是双胎妊娠的一种特殊情况,可发生在妊娠的各个时期,以孕早期多见,其他孕周也均有发生。

【对母婴的影响】

过去研究认为死亡的胎儿释放促凝血物质,通过胎盘的吻合血管播散给另一胎儿,引起胎儿弥散性血管内凝血,导致胎儿神经系统的损伤或胎死宫内的发生。而现在的理论更倾向于生长正常的胎儿出现急性低血压时输血给 sIUFD 的胎儿,导致存活儿因灌注不足发生低血容量休克和(或)脑缺血。

若 sIUFD 发生在孕早期,通常对存活胎儿无明显影响,在严密监测下可妊娠至足月,与单胎妊娠分娩方式基本相同。若 sIUFD 发生于孕中、晚期,存活胎儿发生不良预后的风险增加。

【孕期管理】

应行超声检查了解存活儿有无结构畸形。

双绒毛膜双胎发生 sIUFD 后未合并其他产科因素不推荐在 38 周前进行干预;单绒毛膜双胎发生 sIUFD 后分娩孕周亦存在争议,多数学者建议 38 周分娩,也有部分学者建议 32~34 周间分娩。

因胎儿死亡后血压下降,存活胎儿的血流通过胎盘间吻合血管,进而流向死亡胎儿,而使存活胎儿发生急性循环血量减少,各脏器缺氧,尤其对大脑组织影响较大。

在单绒毛膜双胎中,一旦出现 sIUFD,存活儿神经系统损伤发生率为 18%~20%,明显高于双绒毛膜双胎的 1%,主要病变为多发性囊性脑实质软化;另外,由于早产的风险增加,由早产带来的胎儿发育不成熟相关的不良预后的风险亦相应增加。

【分娩管理及远期评价】

多数单绒毛膜双胎 sIUFD 发生于孕足月后(14/25);孕 37 周 sIUFD 的发生风险为 2.3/1000;孕 38 周则上升到 17.4/1000。建议 38 周前终止妊娠。

胎儿长骨发育异常

一、软骨发育不全

【定义及发病率】

软骨发育不全(achondroplasia,ACH)是一种最常见的人类侏儒症基因疾病,为常染色体显性遗传病,又称胎儿型软骨营养障碍(chondrodystrophia fetalis)。其基本病理变化是骨骺生长板区软骨细胞的生长及成熟发生障碍,导致软骨内成骨障碍。通常于孕 21~27 周内超声检查发现长骨缩短,另外,也可发现头颅增大、前额突出、三叉戟手等。主要的儿科并发症包括:身材短小、枕骨大孔过小压迫脑干、脑积水、椎管狭窄、限制性肺疾病、肌张力减退和反复性耳道感染。患儿智力在正常范围内。

软骨发育不全活产儿中的发病率约为 1/26 000。我国 ACH 的发生率为 0.18/万,围生期死亡率为 0.01%,该病治疗困难。近年来,由于产前诊断方法及分子生物学诊断技术的发展,软骨发育不全的产前基因诊断成为可能,完善产前诊断技术将大大减少此类缺陷儿的出生。

【病因】

ACH 的发病与遗传有密切关系,为常染色体显性遗传。纯合子患者的子女 100% 发病,杂合子患者的子女发病概率为 50%。由于不少病人不结婚或难产,致使无下一代,因而影响到遗传形式。有统计显示 80%~90% 的病例没有家族史,为散发性病例,实际上是一种基因突变,多是源自父系的新生突变,与父亲生育年龄有较大相关性。也有研究认为与年龄并无明显相关,任何可能导致基因改变的外界因素都有可能导致软骨发育不全的发生,如接触紫外线、X 线、致突变的化学物质等。

大量研究显示,成纤维细胞生长因子受体3(FGFR3)跨膜区基因第 1138 位核苷酸的突变是 ACH 发病的原因。FGFR3 有 19 个外显子和 18 个内含子,其中第 10 外显子编码 FGFR3 跨膜区以 DNA 测序发现,绝大多数的突变是第 1138 位核苷酸 G-A 碱基转换,少数为 G-C 转换,这两种突变都导致了 FGFR3 跨膜区第 380 位密码子的错义突变(甘氨酸 Gly 替换为精氨酸 Arg),是骨关节先天畸形中发生基因突变率最高的。FGFR3 在骨骼发育初期的软骨中表达水平最高,FGFR3 与配体 FGF 结合后,引发耦联和自磷酸化作用,通过干扰软骨细胞的增生和分化抑制软骨化骨过程。FGFR3 跨膜区基因 1138 位核苷酸突变后,引发 FGFR3 功能持续地、不依赖配体地激活,甚至在饱和浓度的配体中,突变的受体也拒绝配体介导的调控。这导致 FGFR3 对骨骼生长的负向调节作用失控。

【产前诊断】

软骨发育不全患儿的出生给产妇及其家庭造成了巨大的心理和生理痛苦,提高先天性软骨发育不全的产前诊断率是广大妇产科工作者的重要任务。目前常用的筛查和诊断方法主要是通过产前超声检查来筛查出长骨(即肱骨和股骨)短小胎儿,对长骨短小胎儿进行胎儿染色体检查,排除染色体畸变,如 21- 三体综合征、18- 三体综合征患儿往往出现长骨短小。对于疑为先天性骨骼发育异常的胎儿,产前超声检查常难以确定其特定类型,对胎儿进行基因检测是确诊的最佳方法。如果父母亲之一或者双方均为确诊的 ACH 患者,则可在孕 11~13 周就进行胎儿 FGFR3 基因产前诊断。

1. 超声检查　ACH 的产前诊断常常是通过孕中、晚期的超声检查来诊断,B 超下可见:胎儿头大,股骨、胫骨和腓骨短小,且伴有弯曲,骨端膨大,"三叉戟"手指和"古钟"样胸腔等。对于孕周确切的胎儿,长骨测量值低于该孕周平均值 3~4 倍标准差以上时应考虑胎儿有长骨发育异常,需进一步了解胎儿长骨干骺端改变以及骨骼密度。超声对先天畸形的检测有较高的诊断价值,是初步筛查软骨发育不全的理想方法,但仅能在孕中、晚期进行诊断,且需要动态观察胎儿长骨生长速度。

2. 产前基因诊断　产前基因诊断是指孕期通过获得胎儿 DNA 进行基因检测明确诊断的方法。目前获得胎儿 DNA 方法主要为介入性技术,包括绒毛活检、羊膜腔穿刺术和脐带血穿刺术。这几种产前诊断方法虽然准确度高,但是对孕妇和胎儿存在一定的风险,所以应正确掌握指征,避免对母体及胎儿的损伤。另外,并非所有骨骼异常或肢体短小均为软骨发育不全。

3. 治疗　ACH 患者大多数智力正常并可以正常的生活,在婴儿期的死亡率约为 2%~5%,主要是由于枕骨大孔动脉挤压继而引起的中枢性窒息。大约有 5%~10% 的 ACH 患者在婴儿期会有各种并发症,主要包括脑积水、胸椎后凸、腰椎前凸、椎管狭窄等。

4. 诊断流程

（1）核对孕周。

（2）超声测量胎儿双顶径和长骨长度，2~4 周复查，绘制生长曲线。

（3）妊娠中晚期可摄 X 线片，了解骨骼情况。

（4）介入性产前诊断。

二、成骨不全

【定义及分型】

成骨不全（osteogenesis imperfecta, OI）是一种遗传性全身结缔组织疾病，以骨质脆弱和低骨密度为主要表现，又称脆骨病（brittle bone disease）。临床表现主要有不同程度的骨折、蓝色巩膜、牙本质发育不全、进行性听力下降、皮肤肌腱和韧带松弛。该病具有遗传异质性，多为常染色体显性遗传，少数为常染色体隐性遗传和散发突变。群体发病率为 1/15 000~1/25 000，男女发病无明显差异，致病基因为 I 型胶原 α_1 链编码基因 COL1A1 和 α_2 链编码基因 COL1A2 的突变，尤以 COL1A1 基因突变为主。

成骨不全根据临床表现及特点划分为 4 个亚型，近年来随着遗传分子学研究的不断深入，又将 3 种罕见的亚型归入其中，将其改良为 7 种亚型。其中，以 I 型为最常见，病情最轻；II 型常导致围生期的死亡，最为严重；其次为 III 型和 IV 型；V~VII 型属于特殊类型，发病机制目前尚未研究清楚。

【病因】

OI绝大多数是由COL1A1和COL1A2基因突变所致,COL1A1或COL1A2分别位于人类第17号和第7号染色体上。COL1A1和COL1A2基因突变导致Ⅰ型胶原蛋白合成障碍,骨脆性增加,从而引起全身结缔组织病变和不同程度的骨折。Ⅰ型胶原蛋白由两条相同的α_1链和1条α_2链组成,相互缠绕构成三螺旋结构。每条链的螺旋结构含有338个重复出现的Gly-Xaa-Yaa(Xaa,Yaa为其他氨基酸)单位。Xaa,Yaa通常为脯氨酸和羟基脯氨酸,也可为其他氨基酸。但甘氨酸在其空间结构的形成中必不可少,是维系三螺旋结构的必需氨基酸。基因突变使甘氨酸被其他氨基酸代替是OI的发病基础。在OI的基因突变中COL1A1的变异占60%~70%,其中又以甘氨酸的替代为主要形式。

【产前诊断】

OI患儿产前超声的典型表现是宫内骨折,并在骨折愈合处形成骨痂,这使得胎儿出生前即发生长骨畸形、肢体短小。此外,胎儿颅骨畸形也是标志性特征。颅骨成骨不全,颅内组织可透过颅骨发现;肋骨柔软和反复骨折,使胸围缩小,呈"香槟软木塞"外观。因此OI产前超声检查表现主要为:长骨多发骨折伴软骨痂形成,肢体短缩、颅骨钙化不全和股骨弯曲等。

对可疑OI胎儿的孕妇,推荐于三级医院进行全面详细的产前诊断。患者应进行遗传学咨询，了解详细的家族史及三代内血亲的情况，特别需要了解一级亲属的身高情况，家族成员是否有耳聋、蓝色巩膜以及骨折史。如果家庭中出生的患儿为首个先证者，必须回顾检查婴儿的病理学资料。大多数病例没有家族史，90% 的病例是因为编码 I 型胶原前体（COL1A1 或 COL1A2）的基因发生突变。如果超声检查对骨骼观察不充分，可以考虑行产前 X 线透视。如果考虑 OI 不一定要进行染色体分析。绒毛和羊水细胞都可以进行 DNA 检测，对 COL1A1 或 COL1A2 基因突变进行分析。

【治疗进展】

OI 的药物治疗主要为二磷酸盐类和重组人生长激素两大类。二磷酸盐类是一种有效的骨吸收抑制剂，可有效提高患者的骨密度，在一定程度上减少骨折发生率。III、IV 型的 OI 患儿（1~4 岁）存在生长停滞期，有报道生长激素注射给药对 OI 患者有治疗意义。外科干预主要包括 3 个方面：骨折治疗、截肢矫形术治疗和脊柱侧凸治疗。

由于 OI 的发病机制是基因导致的疾病，所以药物和手术治疗只能改善病状，并不从根本上治愈。根本治疗方法应是将突变基因移除和正常同位基因植入或补充缺乏的正常基因。目前基因治疗主要针对 COL1A1 和 COL1A2 基因，采用反义基因治疗，基因的补充给药，骨骼的体外基因移植和针对骨骼的基因治疗。目前对 OI 的最佳治疗方式是手术治疗，配合使用二磷酸盐类药物，并加强护理。基因治疗的报道虽然很多，但应用还比较困难，还需要进一步研究探索。

胎儿肾囊性发育不良

胎儿肾脏多囊性疾病是最常见的先天性肾脏异常，其种类繁多，包括成人型多囊肾、婴儿型多囊肾及多囊性发育不良肾。

一、成人型多囊肾

成人型多囊肾（ADPKD）是人类最常见的单基因遗传病之一，发病率为 1/1000~1/5000，通过常染色体显性方式遗传，再发风险 50%。是目前慢性肾衰竭最常见的遗传性肾脏病。

超声表现为双侧肾脏对称性、均匀性增大，肾区可见多个大小不等的囊性结构，肾皮质、髓质界限清楚。如果父母一方有肾多囊性超声表现，更支持产前诊断为成人型多囊肾。

成人型多囊肾多数在成人期发病，约 40 岁才表现有高血压和肾衰竭症状，较难推测其远期预后，由于需要处理继发于羊水过少的呼吸窘迫综合征及高血压，建议分娩时到高级别医院。ADPKD 主要的相关基因为 ADPKD-1、ADPKD-2、ADPKD-3。

二、婴儿型多囊肾

婴儿型多囊肾（ARPKD）是常染色体隐性遗传疾病。再发风险为 25%。

声像图特点与 ADPKD 相似，为双侧肾脏对称性增大伴囊肿，与 ADPKD 不同的是皮髓质结构消失，皮髓质界限不清，这是由于肾内大量极小囊肿产生多界面反射的效果。多合并羊水少或无羊水。本病多伴有肝脏损害，两者病变程度成反比。所以要常规探查肝内胆管有无扩张，有无肝纤维化改变。婴儿型多囊肾胎儿预后不良，患儿病情重、预后差，生后早期即死于肺发育不全或肾功能不全。

ARPKD 主要的相关基因 PKHD，位于 6p21.1。如明确一个家族存在突变基因，可在孕 10 周通过绒毛染色体检测明确诊断。

需要注意的是由 ARPKD 和 ADPKD 的肾脏异常回声表现多在孕晚期出现（妊娠 32 周之后），因此建议对中孕期进行胎儿畸形筛查的孕妇，在妊娠晚期（妊娠 32~34 周）考虑再进行一次超声筛查进一步补筛胎儿肾脏疾病。

三、多囊性肾发育不良

多囊性肾发育不良（MCKD）发生率为 1/3000，单一的 MCKD 通常是散发的，再次妊娠发生风险低。

肾脏增大且失去正常肾脏组织结构,取而代之的是大小不等数量不一的囊腔,多像一串葡萄,受累肾脏形态异常,单侧或双侧肾脏受累。大多数为单侧肾脏发病,如果羊水量正常,另一侧肾脏超声影像正常,则提示另一侧肾脏功能正常,通常不影响存活,但有发展为高血压的可能,可于出生后行患侧肾脏切除手术治疗,临床预后较好。由于 MCKD 合并染色体异常率高,需要做羊膜腔穿刺术查胎儿染色体;若为双侧病变,多因肾功能不良而伴有羊水过少,通常胎儿预后不良,建议终止妊娠。

法洛四联症

　　法洛四联症是最常见的一种复杂先天性心脏畸形,属于右向左分流发绀性先心病。主要病变包括室间隔缺损(VSD)、主动脉骑跨、肺动脉和(或)肺动脉瓣狭窄和右心室肥厚。发病率约占先天性心脏病的10%,占发绀型心脏病的50%。

　　法洛四联症患者具有遗传异质性,多数为多基因遗传,遗传度为 54%~60%,分子遗传学研究显示,法洛四联症的发生与 22q11.2 的缺失有很大关系,其他可能的异常还有 Pax3、ETA、ECE-1、内皮素 -1 等基因突变,本症也是染色体病和其他染色体综合征的常见症状。

　　1673 年,Nicholas Fallot 即对本症首先作出了临床诊断并尸检证实。1945 年,Blalock 和 Taussing 采用将锁骨下动脉与肺动脉吻合的姑息手术方法来治疗本病,使患者发绀缓解,生活质量改善。1955 年 Kirklin 首次在体外循环下完成了根治术。目前法洛四联症根治术在全世界已普遍应用,成为常规手术,并取得了很好的疗效。

1947 年 Edwards 行胚胎学研究发现本病的三个主要病变系胚胎时期圆锥间隔排列异常所致。Van Praagh 发展了这个概念,推测本病是动脉圆锥间隔偏移和漏斗部发育不良的结果。

【病理解剖】

本病有四个特征,即较大的 VSD、肺动脉瓣或肺动脉主干或合并各分支和右心室流出道狭窄、主动脉骑跨和右心室肥厚。

1. 右室流出道 几乎 100% 的法洛四联症患者合并右室流出道狭窄,按狭窄的位置可分为高位、中位、低位或广泛管状狭窄。

2. 肺动脉瓣或肺动脉狭窄 肺动脉瓣的狭窄程度不同,可表现为由轻度交界粘连甚至到接近肺动脉闭锁;法洛四联症的患者主肺动脉都有不同程度的发育差,尤以左肺动脉起始处狭窄较常见。肺内动脉也可能形成狭窄,病变程度可不同或分布不均,从广泛的、发育差的肺动脉到一侧肺动脉缺如,或左右肺动脉未融合,同时,有较大的体肺循环侧支形成。

3. 主动脉 主动脉内径增粗,向右骑跨,有的作者将主动脉骑跨超过 90% 以上归属于右心室双出口的范围。

4. 心室 右心室增大,室壁肥厚,顺应性下降,射血分数下降。左心室壁厚度和容量可正常。

5. 合并病变 可见合并房间隔缺损,冠状动脉异常,左上腔静脉并存,完全性心内膜垫缺损等。

【产前诊断胎儿法洛四联症】

胎儿超声心动图:现已成为确诊法洛四联症的主要手段,多在妊娠 20~24 周左右的常规超声筛畸检查时发现,超声所见多为嵴下型较大的室间隔缺损,不同程度的主动脉骑跨,主肺动脉及左右肺动脉狭窄,右心室肥厚。心室发育、心功能及瓣膜状况也可通过超声心动图良好探知。当产前发现胎儿存在以上畸形时,应当进行遗传咨询,行胎儿染色体或 Array-CGH 等检查,除外心脏畸形以外的其他异常,以决定下一步胎儿的去留。

【鉴别诊断】

主要应和右心室双出口、艾森曼格综合征、共同动脉干等鉴别。

【自然病程和预后】

法洛四联症患儿在 1 岁内如不手术,死亡率可达25%。肺动脉狭窄严重者在 3 岁内死亡率可达 40%,10 岁内达 75%,40 岁内达 95%。40 岁以上者多死于慢性心力衰竭、低氧血症。如合并肺动脉闭锁,患儿由于动脉导管闭合,多在生后1个月内死亡。3岁内死亡率为75%,10岁内为92%。如合并肺动脉瓣缺如,50%在1岁内死亡,极少数轻症患者可活到20~30岁,多死于呼吸衰竭和心力衰竭。

【手术治疗】

婴幼儿患者可尽早行根治术。鉴于目前手术、麻醉及体外循环技术的提高,绝大多数患儿可以行根治术治愈,只有在新生儿肺动脉发育极差或全身状况差,不适合根治情况才考虑姑息手术(过去认为年龄大、血红蛋白高、蛋白尿、肾功能不全、肺动脉及左心室发育差,为手术危险因素或手术禁忌,我国学者吴清玉等的经验表明,绝大多数患者可以行根治术,而且取得了满意的效果)。姑息手术:包括 Blalock-Taussing 分流术和中心分流术。根治术:手术原则是闭合之前存在的重要的体肺循环间交通,严密修补室间隔缺损,解除右室流出道和肺动脉系统狭窄,同时矫治其他畸形,尽量保护好三尖瓣和肺动脉瓣及右心室。术后加强监护,注意补足血容量,防止低心排出量综合征,呼吸窘迫综合征,肾功能衰竭等并发症的发生。目前法洛四联症根治术死亡率已明显下降,婴幼儿与儿童手术死亡率在3%~5%,有经验的心脏中心根治术死亡率已低于1%,因此,非染色体综合征类的法洛四联症畸形胎儿,妊娠意愿强烈,没必要一定要终止妊娠。若选择终止妊娠,下一胎应行相应的产前诊断。

先天性膈疝

【定义及分类】

先天性膈疝（congenital diaphragmatic hernia，CDH）是单侧或双侧膈肌先天性发育不良或发育缺陷而导致的畸形，腹腔脏器经膈肌缺损疝入胸腔，引起一系列病理生理变化，是一种较为常见的出生缺陷，其在活产儿中的发病约为 1 : 2000~1 : 4000。由于膈疝胎儿往往合并肺发育不良以及肺动脉高压，因此，围生期病死率高达 50%~60%。

由于胚胎左侧胸壁皱褶关闭较右侧晚，所以膈疝发生在左侧多于右侧，根据膈疝发生的部位分为胸腹裂孔疝、胸骨后疝和食管裂孔疝，其中以胸腹裂孔疝最常见。

【病因】

先天性膈疝是由于胎儿膈肌的 3 个起始点发育延迟或中肠发育过早引起的，其病因至今未明，最近的研究显示分子遗传学因素和环境因素可能在 CDH 的发病机制中起重要作用。CDH 单独的致病基因尚未找到，但已经发现很多候选基因，如 NR2F2，CHD2，DISP-1，目前关注最多的是维 A 酸信号通路在 CDH 中的作用。

【诊断】

对于先天性膈疝的产前诊断,首先,要明确是否有膈疝、膈疝的位置、内容物,是否合并其他先天性异常,其次,要评估 CDH 的严重程度并判断预后。目前先天性膈疝的产前诊断主要依靠超声诊断及 MRI。

1. 超声 胎儿膈疝的超声声像图特征为:胎儿左右肺环绕四腔心切面特征消失,胸腔异常回声(由腹腔内容物如胃、小肠、结肠、肝、脾、大网膜进入胸腔形成);心脏纵隔移位;胸腔内囊性结构有蠕动或实性占位,血供来自肝;胎儿腹围小于相应孕周;正常膈肌弧形低回声中断或消失。

超声评估预后指标:①出现 CDH 的孕周:胎儿出现 CDH 的孕周越早,预后越差,妊娠 25 周前发现的 CDH 预后欠佳;②是否合并其他畸形:研究发现同时合并其他结构畸形和染色体异常者病死率为 100%,合并其他结构畸形但不合并染色体异常者围生期病死率为 92%。但最近有研究报道 CDH 合并先天性心脏病胎儿中,部分胎儿为轻度 CDH,其预后评估标准有待进一步研究;③是否存在肝膈疝:肝膈疝即肝脏疝入胸腔,是一个重要的预后不良的危险因素;④评估肺发育程度:肺头比(lung-to-head ratio,LHR)指二维超声平面所测量的健侧肺面积与胎儿头围的比值,界值为 1.0。妊娠 24~26 周时,LHR>1.4 提示预后良好;LHR<1.0 预后较差,LHR<0.6 者病死率为 100%。

2. MRI 近年来,由于MRI检查视野大,软组织分辨率高,能多平面成像,且不受胎儿体位、孕妇肥胖等因素影响,并能在同一平面显示胎儿胸腹腔情况且基本能显示膈肌是否完整,对于超声诊断困难的肝脏疝入或肠疝入的CDH胎儿,MRI明显减少了漏诊或误诊。其次,MRI可以通过计算总肺体积实测值与预测值的比值(the percent predicted lung volume,PPLV)评估胎儿肺发育情况,当该值小于25%时,出生存活率在19%以下。通过测量左右肺动脉横径之和与膈面水平降主动脉横径之比,评估胎儿肺动脉高压的程度。与超声相比,MRI能更准确地评价肺发育状况,且不受测量时间以及测量者的主观影响,故MRI正逐步用于对先天性膈疝的宫内诊断,但与超声相比,MRI检查价格昂贵,尚不能作为CDH胎儿的常规产前评估手段。

【临床诊疗路径】

对于疑诊CDH的胎儿应有系列详细的超声检查明确诊断及确认是否合并其他畸形,并尽可能测量LHR,因常合并心脏异常,所以有必要定期检查胎儿超声心动图。因CDH胎儿合并染色体异常的比例高,故有必要对所有CDH胎儿行染色体筛查。孕晚期发现的CDH通常为轻症CDH、疝入内脏体积小、纵隔仅轻度移位、胎儿LHR>1.4,这部分胎儿仅需要密切随访胎儿超声,待足月分娩后再进行治疗。孕25周之前发现、疝内容物体积大、纵隔移位明显、肝脏疝入或 LHR<1.0 及合并羊水过多，提示胎儿合并严重肺发育不良，预后较差。而对于 1.0<LHR<1.4 的胎儿，处理原则要结合妊娠月份来决定。如胎儿小于 24 周，父母可选择终止妊娠，如选择继续妊娠可保守观察至出生后治疗，也可选择宫内治疗。

早期 CDH 的宫内治疗主要通过开放性手术行胎儿膈疝修补或气管堵塞术，但开放性手术容易导致早产，对母体损伤大，且并未能提高 CDH 生存率，现已几近淘汰。目前，认可度较高的 CDH 宫内治疗方法为微创性的胎儿镜下气管堵塞术（fetal endoscopic tracheal occlusion，FETO），FETO 目前在欧洲开展较多，孕 26~28 周放入气囊，34 周移去球囊。目前欧洲团队开展了超过 150 例此类手术，整体存活率为 50%~57%。

胎儿肺部疾病

一、肺囊腺瘤

【定义】

胎儿肺囊腺瘤（congenital cystic adenomatoid malformation，CCAM）是一种以肺部多发囊性变伴支气管增生为特征的病变，占先天性肺部畸形的 25%。CCAM 可累及任何肺叶，80%~90% 的病例中其病变位于单个肺叶,与支气管肺隔离症不同,CCAM与支气管树相通,即便是通过一个细小的弯曲的管道,CCAM的动脉血供及静脉回流均来自于正常的肺循环。

【分型】

CCAM在产前超声上表现为没有体循环血流供应的肺部实性或囊性肿块,根据病损的大小和肿块的同质性,可分为0~Ⅳ型。0型为支气管发育不良,Ⅰ型支气管/细支气管发育不良,占50%,囊肿通常较大(3~10cm),而数目较少(1~4个),一般预后较好;Ⅱ型是细支气管异常,由大量的细小的(直径通常小于1cm)囊肿构成,占出生后病理的40%,Ⅱ型病变中合并其他先天畸形发生率高,预后取决于合并其他畸形的严重程度。Ⅲ型为细支气管/肺泡导管病变,仅占10%,表现为相同类型的许多细小囊肿构成的包块。Ⅲ型预后不尽相同,合并胎儿水肿或者心脏损伤的预后较差。Ⅳ型约占全部病例的15%,其特征是在疏松间质上被覆的有扁平上皮细胞的巨大囊肿(直径达10cm)。

【鉴别诊断】

Ⅰ型或Ⅱ型CCAM多为囊性或无回声的肺部包块,可能与膈疝、水囊瘤以及其他的囊性病变,如支气管或肠管囊肿、心包囊肿等表现相似。Ⅲ型超声显示高回声团块影,与胎儿支气管肺隔离症(BPS)的超声影像相同,其鉴别要点是:在超声检查中,CCAM的肿块血流来自于肺动脉,而 BPS 的血流来自于主动脉。Ⅲ型 CCAM 常合并纵隔移位甚至全身水肿。

【临床表现】

CCAM 临床变化范围很广,胎儿胸腔巨大肿块可使胎儿纵隔及心脏受压,造成同侧及对侧肺组织受压,从而产生肺发育不良;同时导致静脉回流受阻,出现胎儿胸腔积液、腹水、心包积液等胎儿水肿,最终发生胎儿死亡。70% 的产前诊断 CCAM 的患者出现羊水过多,可能和纵隔移位导致食管阻塞及胎儿的吞咽羊水受累有关。新生儿可出现呼吸困难、反复呼吸道感染,也有少部分患儿出生后无明显症状。

Crombleholme 等首先探索了 CCAM 体积与胎儿头围比值(volume to head circumference ratio,CVR)与 CCAM 水肿的关系。CCAM 体积:长 × 宽 × 高 × 0.523(单位为 cm)。根据胎儿的 CVR 判断胎肺的发育程度,有 80% 的 CVR>1.6 的患儿出现水肿。

【诊疗路径】

CCAM 胎儿染色体异常风险无显著增高。对于巨大囊肿胎儿,须每周复查 B 超,出现水肿可考虑胸腔羊膜腔分流术。有胎儿水肿或有胎儿水肿发展趋势、CVR≥2.0 可行开放式手术。对于拒绝手术的患者行一个疗程的母体皮质激素治疗可能对病灶的生长有抑制作用。病灶大,伴有明显的纵隔移位和心脏受压胎儿可考虑产时子宫外处理(ex utero intrapartum treatment,

EXIT)- 病灶切除方式进行分娩,在有胎盘血供的 EXIT 状态下,胸膜腔造口切除 CCAM 病灶,这样胎儿出生后气管的压迫解除,避免了通气不畅。对于绝大多数 CCAM 患儿还是等待出生后行手术治疗为宜,CCAM 的胎儿应转至有新生儿重症监护病房的医疗中心。对于出生后有症状患儿,出现呼吸窘迫时需要急诊手术,有些需要体外膜肺氧合或高频通气治疗。对于出生后无症状的患儿是否治疗目前尚有争议(图 1)。

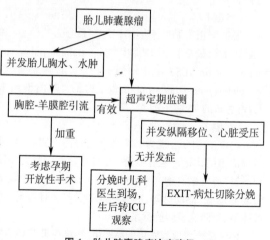

图 1　胎儿肺囊腺瘤诊疗路径

二、支气管肺隔离症

【定义】

支气管肺隔离症(bronchopulmonary sequestration,BPS)是指独立于正常肺组织以外、与支气管叶无交通、并有体循环动脉异常供血的无功能肿物,占所有先天性肺部畸形(congenital pulmonary airway malformation,CPAM)的 0.15%~6.4%,因常发生于肺下叶,通常简称为肺隔离症。

【分型】

根据与正常肺叶解剖结构的关系分为叶内型(和正常肺组织覆盖于相同的胸膜内)(intralobar pulmonary sequestration,ILS)和叶外型(有独立的胸膜覆盖)(extralobar pulmonary sequestration,ELS)。叶内型最常见,占总数的 75%。

【诊断】

超声下 BPS 表现为一个实性的强回声团块,合并明确清晰的体循环滋养血管。BPS 血液供应来自体循环血管,通常来自胸降主动脉及腹主动脉上段,少数来自肋间动脉、膈动脉等,静脉回流通常经由体静脉、下腔静脉、奇静脉或门静脉系统等。

BPS 超声表现为密集的高回声,很难与Ⅲ型 CCAM 相鉴别,其区别为是否有体循环滋养血管进入该包块,通常囊肿的出现提示为 CCAM,而实性胸腔下段的三角形病变多为 BPS。BPS 可合并胸腔积液、纵隔移位、水肿以及羊水过多,胎儿水肿的原因可能是隔离的肺组织作用于下腔静脉的压力,导致静脉阻塞和相应的心排血量减少,羊水过多则是由于食管阻塞或者吞咽活动减少导致。

【治疗】

合并水肿的胎儿治疗方案取决于孕周,对于孕龄30 周以上的胎儿可提早分娩,在宫外切除病灶;对于孕龄小于 30 周的胎儿可宫内干预,行胸腔羊膜腔分流术可纠正胸腔积液、纵隔移位。如果肿块消失或者体积很小并且没有纵隔移位或水肿,BPS 本身不是提前引产和剖宫产的指征,新生儿出现呼吸问题的可能性较小。如果胎儿肺部肿块较大引起纵隔移位和(或)胎儿水肿,则需要在配备新生儿重症监护室的医疗机构分娩,需要具备新生儿复苏、体外膜式氧合和有小儿外科丰富经验的医护人员参与。

【出生后随访】

未合并其他先天异常的 BPS 患儿预后一般较好,有明显呼吸窘迫症状的新生儿需要立即行外科切除手术。儿童晚期或青春期出现反复肺部感染的患者也可择期手术。

白化病

白化病（albinism）是一组由黑色素合成相关基因的突变导致眼或皮肤、毛发黑色素缺乏引起的遗传性疾病。主要表现为眼、皮肤、毛发黑色素缺乏和弱视等。患者全身皮肤呈白色或粉红色，毛发呈白色或淡黄色，具有视力低下、畏光、眼球震颤等表现。患者的皮肤极易被紫外线晒伤而患皮肤癌；由于其特殊的表型，白化病患者的心理发育也受到一定程度的影响。部分综合征型白化病因并发免疫缺陷或肺纤维化，可在幼年或中年死亡，是危害较严重的遗传病之一，已被列入我国出生缺陷干预的疾病之一。白化病除对症治疗外，目前尚无根治办法，应以预防为主。由于白化病主要为常染色体隐性遗传病，再次分娩白化病儿风险为25%，因此，通过产前诊断，预防白化病患儿出生是可采取的唯一有效的干预措施。

【分子遗传学基础及流行病学】

黑色素在黑素细胞（melanocyte）中合成，黑素细胞含有特殊的细胞器，称为黑素小体（melanosome），其中含有酪氨酸酶（酚氧化酶）。酪氨酸酶是一个含铜的金属糖蛋白,在黑色素生物合成中至少催化最初的两步反应,酪氨酸经此酶作用被羟化成 L-3,4 二羟苯丙氨酸(多巴),然后多巴被氧化成多巴醌,再进一步转变为各种衍生物,最终形成黑色素。

白化病虽然是单基因病,但具有明显的遗传异质性。世界范围内白化病的患病率约为 1∶17 000,国内资料显示患病率为 1∶20 000 左右,人群携带白化病基因频率约为 1/70。OCA1 和 OCA2 呈世界性分布,OCA3 主要见于非洲黑种人,其他种族中仅见德国和巴基斯坦各报道 1 例。OCA4 在德国、日本、印度都有报道,我国目前缺乏白化病的分子流行病学资料。

【白化病临床表型及分类】

白化病是一种遗传性疾病,其主要的临床表现为全身各部位色素缺乏。表现为全身皮肤、头发、眼缺乏黑色素。皮肤白皙,头发呈淡黄色,眼则呈浅蓝色。由于眼底视网膜缺乏黑色素,故有畏光、眼球震颤、视物模糊。日晒皮肤易烧伤,久后易发生皮肤癌。

根据色素缺乏部位及有无其他系统异常,可将白化病分为 3 型:眼皮肤白化病(皮肤和眼部都受累及)、眼白化病(仅眼部受累)和白化病相关综合征(存在全身性白化病的表现,又有其他系统异常)。至少有 12 种类型基因的突变与白化病有关,包括:酪氨酸酶基因、p 基因、酪氨酸酶相关蛋白 -1(TYRP-1)基因、MATP 基因、OA1 基因、HPS1 基因、ADTB3A 基因、HPS3 基因、

HPS4 基因、HPS5 基因、HPS6 基因和 CHS1 基因。前 4 种基因的突变引起眼皮肤白化病,后 8 种基因的突变引起白化病相关综合征。在各类白化病中超过 90% 为眼皮肤白化病。

【白化病产前诊断方法】

白化病产前诊断的方法包括:胎儿头皮或皮肤毛囊活检电镜诊断、胎儿镜检查直接诊断及产前基因诊断。

(一)胎儿头皮或皮肤毛囊活检电镜诊断

目前国外白化病的产前诊断方法主要为胎儿头皮或皮肤毛囊活检电镜诊断法。该方法仅限于酪氨酸酶阴性的白化病,并且受孕周限制。另外,由于需对胎儿皮肤或头皮进行活检才能诊断,故属于有创性操作,技术要求较高,临床应用十分局限,我国尚未开展。

(二)胎儿镜检查产前诊断

根据中国人种族黑发的特征,通过胎儿镜观察胎儿头发颜色,可直观诊断胎儿是否患有白化病,这是目前我国白化病产前诊断的主要手段。20 世纪 80 年代初,北京协和医院开始使用胎儿镜诊断白化病,其研究报道,对 85 例高危孕妇进行胎儿镜检查,检查成功率为 93%,其中共检出白化病胎儿 16 例,误诊 2 例。但胎儿镜检查为有创操作,所致自然流产率可达 5%;另外,由于存在手术中羊水血染、胎儿位置不好或者胎儿尚未长出毛发等原因,约 15%~20% 胎儿得不到确切的诊断。同胎儿毛囊活检电镜诊断比较,胎儿镜下观察胎儿头发颜色直观诊断较方便,快速,但因受主观因素影响大,影响诊断结果的准确性。

（三）白化病产前基因诊断

20世纪90年代开始,人们尝试对有白化病分娩史的孕妇进行产前基因诊断。1994年日本Shrnizu完成首例白化病产前基因诊断。1999年Rosenmann等回顾总结34例白化病产前诊断的病例,其中31例实施传统的胎儿头皮活检电镜诊断,3例实施产前基因诊断,并提出产前基因诊断必将逐步成为OCA1最为有效的优生与预防措施,一旦建立了适宜的基因诊断方法,即可进行产前基因诊断。

【我国白化病产前诊断的现状及展望】

电镜诊断方法对于约占一半比例的非酪氨酸酶缺乏的白化病,无法明确诊断,并且胎儿头皮或皮肤活检属于有创性操作,技术要求较高,临床应用十分局限。目前,胎儿镜检查是我国临床上进行白化病产前诊断的主要手段,该方法能直观检测出白化病胎儿,但对胎儿镜操作技术要求高,有一定流产、感染等风险。同传统的胎儿皮肤或头皮活检电镜诊断方法及胎儿镜检查相比,白化病产前基因诊断有着显著的优势。产前基因诊断可在妊娠早期进行,通过绒毛活检或羊水穿刺获取胎儿DNA,其准确性高且创伤小,并不受孕周及白化病类型的限制,可作为首选的产前诊断方法。近几年国内有些学者也开始尝试白化病产前基因诊断。2006年李洪义等人首次报道2例中国大陆OCA1产前基因诊断,他们对2例白化病高风险胎儿进行了产前基因诊断,证明了白化病产前基因诊断的可行性。此后,陆续有研究者报道白化病产前基因诊断的相关研究。2011年苗春越报道了一例采用酪氨酸酶基因酶(TYR)基因检测进行产前基因诊断方法的研究,结果显示胎儿未获得致病性基因突变,具有正常基因型。2014年胡浩等人对生育过眼皮肤白化病患儿的2个家系进行基因诊断分型,并在此基础上顺利进行了2例产前基因诊断。

基因诊断也存在局限性。现有的分子遗传检测方法,如单链构象多态性(SSCP)、变性高效液相(dHPLC),结合PCR产物直接测序等对突变基因的检出率可达80%~100%,而同时检测到等位基因两个突变的检出率为55%~85%。如果检测不到先证者致病性突变基因或仅检测到1个突变的等位基因,无法实施产前基因诊断;另外,白化病涉及多个基因组,由于多个突变基因的相互作用,胎儿的突变基因型与将来的临床表型是否符合,需要积累更多的资料阐明。目前,国内产前基因诊断仅在个别研究机构可以进行。迄今为止,还未见大样本的报道对其进一步评价。

白化病是我国出生缺陷干预疾病之一,目前无法根治,通过产前诊断预防白化病患儿出生是可采取的最有效的干预措施。目前国内白化病的产前诊断方法主要为胎儿镜检查,具有诊断直观等优势,但仅限于全身色素缺失的白化病,对仅眼白化病胎儿诊断受限;白化病产前基因诊断可在妊娠早中期进行,其准确性高且创伤小,可作为首选的产前诊断方法。结合胎儿镜检查,可提高产前白化病胎儿的检出率;建立安全、有效、经济、规范的产前诊断白化病的流程,有利于降低白化病患儿的出生率和降低群体白化病基因频率,有助于提高我国人口的出生素质。

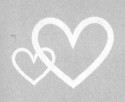

胎儿宫内感染

胎儿宫内感染是指在产前或产时,由于来自阴道或宫颈等处的病原微生物进入子宫所引起的一系列炎症反应。感染可能持续至产后或从产后开始出现临床症状,导致产妇的产褥病率、产褥感染的升高,引起新生儿肺炎、败血症或脑膜炎等感染的发生。

【诱因】

引起宫内感染的常见病原微生物以细菌和病毒多见。其中以厌氧菌出现最多:大肠杆菌、金黄色葡萄球菌、肺炎球菌、肠球菌等;TORCH 系列中的单纯性疱疹病毒、巨细胞病毒、弓形体原虫、风疹病毒以及乙肝病毒、HIV 和梅毒螺旋体等也可引起宫内感染。

【发生途径】

1. 下生殖道病原微生物的上行性感染是最常见原因,与胎膜早破及破膜时间密切相关。

2. 血源性途径感染——母体血运经胎盘进入胎儿血液循环中,或因胎盘炎症进入羊水中。

3. 诊断性羊膜腔穿刺或宫内输血等侵入性的过程。

4. 胎膜破裂时间延长,重复行阴道或肛门检查容易诱发宫内感染。

【宫内感染的诊断】

(一)临床表现、临床诊断及辅助检查

1. 孕妇　宫内感染的孕妇多表现为发热,体温高于 37.5℃,心率增快;最有预兆性的症状是胎膜早破、羊水有臭味等;查体常有子宫压痛;超声检查多有羊水过多、羊水过少,甚至可能有结构或超声指标的改变,如脑室增宽、脉络膜囊肿、胎儿水肿(胸腔积液或腹水)、肝脏散在钙化点、肾盂增宽、心脏结构异常、肠管回声增强甚至胎粪性腹膜炎表现;化验室检查,白细胞计数增高,CRP 进行性升高;严重者可出现中毒性休克。

2. 胎儿　胎动异常、胎心率增快,基线逐渐升高,大于 160bpm,有时可高达 180~200bpm,基线变异逐渐消失、平直,容易出现可变减速、延长减速、甚至晚期减速表现。

宫内感染的诊断有时很困难,通常需要结合病史。早产、早产胎膜早破、胎膜早破时间长是宫内感染的高危因素。特别是胎膜早破早产临产时,不除外炎症感染加重导致的临产。

(二)病理及病原学诊断

通常情况下,急性绒毛膜羊膜炎、脐带炎被认为是宫内感染的金标准,在被证实的宫内感染的病例中,其阳性预测值高达 70% 以上,而且对于宫内感染的阴性预测值高达 87%。通过细菌培养结果证实的宫内感染率相对不高,但是,培养的药敏试验对于应用抗生素的指导意义重大。

【宫内感染的母胎结局】

1. 孕妇 产褥病率、产褥感染,严重者可发生菌血症或败血症,通常当妊娠终止后,感染容易控制。

2. 新生儿 感染传至胎儿,出生后新生儿容易发生:心率快、呼吸急促、发绀、嗜睡,出现败血症、脓毒血症、肺炎、脑膜炎和中耳炎等。特别是 B 族溶血性链球菌(GBS)感染,可导致新生儿肺炎和败血症,严重危及新生儿生命,并且可能导致新生儿晚期 GBS 感染,如脑膜炎,因此,产时预防 GBS 感染是产科预防感染的重要措施之一。

【宫内感染的治疗】

孕晚期孕妇一旦诊断为宫内感染,应积极给予抗生素治疗,应评估母婴情况,考虑终止妊娠方式和时机。若患者仅为轻症且很快能阴道分娩者,产后症状多可自行消失;若分娩进程缓慢或子宫收缩无力,或感染正在进展中,应充分考虑胎儿宫内情况,根据母体状况和胎心监护图形,做出分娩方式选择,必要时积极剖宫产终止妊娠。

产后关注孕妇体温、心率、血压等生命体征,进行妇产科查体,关注子宫复旧情况及有无压痛等症状,必要时,根据细菌培养更换敏感抗生素治疗产褥感染、子宫内膜炎等疾病。

新生儿出生后,应仔细吸去污染口鼻及皮肤的胎粪和黏液,减少新生儿肺炎发生;应取新生儿咽拭子和胎盘子面及母面拭子进行细菌培养和特殊检测,如GBS等;胎盘送病理检查。监测新生儿体温、心率、血压以及呼吸状况,积极进行白细胞计数和C反应蛋白(CRP)检测,积极合理应用抗生素,必要时转入NICU观察,特别是GBS高危孕妇分娩的新生儿,应进行新生儿GBS感染的筛查与治疗,改善预后。

附:妊娠期特殊细菌及病毒的筛查、诊断和治疗

B族溶血性链球菌

B族溶血性链球菌(group B streptococcus,GBS)是一种革兰阳性球菌,寄居于阴道和直肠,是围生期感染中的第一位致病菌,它可以引起新生儿早发和晚发型感染。早发型感染(生后1周以内)主要引起肺炎和败血症,是新生儿死亡的主要原因之一。而晚发型感染(1~3个月)主要引起脑膜炎,可导致严重的神经系统后遗症及听力丧失等不可逆损害。西方国家一直以来对其非常重视,美国疾病控制中心(CDC)制订了B族链

球菌筛查和处理指南,目前已经很大程度上减少了围生期 B 族链球菌感染的发生率和危害。

【GBS 的定植、诊疗、所致并发症等临床特点】

通常情况下,孕期 GBS 定植不会引起母体和胎儿感染。10%~30% 的美国孕妇,在母体的阴道和直肠部位,存在 GBS 的定植。GBS 定植可能因种族不同而存在差异,美国黑种人与白种人和西班牙裔相比,GBS 带菌率更高。发展中国家孕妇中,GBS 平均带菌率为 12.7%。

在分娩过程中,母体下生殖道寄居的 GBS 增加了新生儿感染的风险,特别是胎膜早破之后 GBS 从阴道上行性感染至宫腔,胎儿长时间暴露于感染环境,通过吸入 GBS 感染的羊水至肺部发生感染;其次,胎儿经过产道时也可能感染 GBS,GBS 感染一旦诱发新生儿败血症,则死亡率极高。

1996 年美国疾病预防控制中心(Centers for Disease Control and Prevention,CDC)联合其他专业机构,制定了《围生期 B 族溶血性链球菌疾病预防指南》(下称"指南"),该指南在 2002 年进行了首次修改,并在 2010 年 11 月更新了该指南。随着美国"指南"的推出,经过 10 余年的临床实践,新生儿 GBS 感染率下降了约 80%。

【GBS 筛查的对象、时间】

(一)筛查最佳时间

GBS 常规筛查孕周为 35~37 周,研究表明,新生儿结局与 6 周内的筛查结果相关,因此制定该孕周进行筛查;高危人群的筛查,如孕妇体温大于 38℃、早产、早产胎膜早破以及胎膜早破大于 18 小时均应进行 GBS 筛查。

(二)检测方法

选择性细菌培养是诊断孕产妇 GBS 带菌的金标准,使用选择性培养基培养 GBS,可抑制革兰阴性肠杆菌和其他正常生殖道菌群,消除这些细菌对 GBS 生长和鉴定的影响,并提高 GBS 的生长速度,但是,要获得这个准确的结果,至少需要 36~48 小时。聚合酶链式反应检测方法具有极高的敏感性和特异性与预测价值,是最准确的快速检测方法。实时 PCR 方法检测 GBS 的敏感性高达 94.0%,特异性为 95.9%,阳性预测值为 83.8%,阴性预测值为 98.6%。

【治疗方法】

1. 给药时间和人群 根据 2010 年美国 CDC 指南推荐,在胎膜早破或临产时给予抗生素预防新生儿 GBS 感染。需要治疗的人群:前次分娩过 GBS 感染的新生儿;妊娠任何时间的 GBS 菌尿;妊娠晚期阴道直肠分泌物筛查 GBS 阳性;临产时 GBS 情况不明者,但是分娩孕周小于 37 周;胎膜早破大于 18 小时;产时体温大于 38℃者。

2. 抗生素使用情况,见图 2。

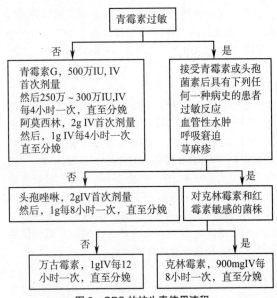

图 2 GBS 的抗生素使用流程

巨细胞病毒

巨细胞病毒(cytomegalovirus,CMV)是妊娠期常见的宫内感染诱因,它是导致感觉神经听力丧失和神经发育迟缓的最主要的感染因素。原发感染导致的宫内感染大约是 30%~40%,而继发性感染仅为 1%。大约10%~15% 的先天性感染的新生儿出生后就有症状,其

140

中,20%~30% 可能会死亡;而 5%~15% 的无症状的新生儿感染,在随后会留有后遗症。妊娠早期发生先天性感染的儿童,多有神经系统的后遗症;而妊娠晚期,虽然宫内感染传播率很高,但是妊娠结局较好。

产前诊断胎儿巨细胞病毒感染应该以羊膜腔穿刺为依据,应该在感染后 7 周并且妊娠 21 周以后进行诊断。超声指标不能提供依据,并且没有异常指标也不能保证妊娠结局正常。羊水中的 CMA DNA 也不能肯定诊断。并且,不推荐对孕妇和新生儿进行常规筛查。

【原发感染的新生儿结局】

见图 3。

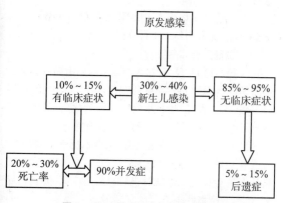

图 3　CMV 原发感染的新生儿结局

【巨细胞病毒感染的产前诊断】

(一) 确定原发感染和继发感染

1. 孕前血清学检测可以确定是否为原发性感染。

2. 如果孕前没有检测,妊娠期可进行血清学 CMV IgM 检测,但是,因为 10% 复发性感染也可以检测到,并且在原发感染数月以后,CMV IgM 仍然为阳性,所以妊娠期检测有一定局限性。

3. CMV IgG 抗体亲和力的检测,CMV 感染后,IgM、IgG 出现,CMV 经过一段时间后 IgG 抗体亲和力出现。原发感染中,抗体亲和力会较低,一般小于30%;相反,抗体亲和力高于 30%,通常出现在复发性感染中。

总之,在产前咨询中,一定要根据 CMV IgM、IgG 以及 IgG 抗体亲和力特点进行分析。

(二) 确定胎儿感染

1. 超声诊断 尽管超声能提示巨细胞病毒感染的影像学改变,如 FGR、脑室增宽、腹水、羊水少、肠管回声增强、胎儿水肿、胸腔积液以及肝钙化点等,但是这些也可能是其他原因感染导致的,没有特异性表现。

2. 羊膜腔穿刺 羊膜腔穿刺,获取标本后,通过培养或者 PCR 法可以检测 CMV DNA,这是 CMV 宫内感染诊断的金标准。诊断时机以感染后 7 周,并且在妊娠 21 周后检测最佳。

3. 脐带穿刺的检查 技术要求高于羊膜腔穿刺,

因此风险较高。另外,妊娠晚期,胎儿产生特殊 IgM,导致敏感度下降。

（三）妊娠结局

经产前的检测可以确定感染,但是,羊水中的病毒并不能真正的预测新生儿结局。超声影像学改变可能帮助进行胎儿感染的诊断,明显的异常是终止妊娠的理由;但是,对于那些没有超声影像学改变的病例,并不代表没有后遗症,因为听力神经的损害并不能表现。总之,诊断后,知情选择很重要。

介入性产前诊断方法的选择

介入性产前诊断是指在产前针对高危人群,通过有创方式,获取胎儿来源的细胞或组织,使常见的不可治愈性遗传性疾病在产前得以确诊,从而减少出生缺陷的发生。目前常用的产前诊断取材方式是妊娠11~14周绒毛活检术(chorionic villus sampling)和妊娠16~22周羊膜腔穿刺术(amniocentesis)以及妊娠中晚期的脐血穿刺术(cordocentesis)以及胎儿镜检查术。

绒毛穿刺

绒毛穿刺的时间为妊娠 9 周以后,这样可以避免胎儿损伤,目前常用时间为孕 11~13^{+6} 周,常见指征为胎儿颈项透明层增厚、超声提示胎儿结构异常、年龄达到或超过 35 周岁、生育过染色体异常患儿的孕妇以及有家族遗传病的孕妇。绒毛穿刺可以较早地诊断胎儿染色体异常,一旦需要终止妊娠,可以减轻孕妇身心痛苦。绒毛标本可送检荧光探针原位杂交、绒毛细胞培养,以及其他的分子生物学检查,比如:可设计出针对某种单基因病突变位点的探针,用于单基因病的产前诊断,或用于微缺失、重复的检测。但由于绒毛细胞具有多向分化性,所以,目前绒毛细胞培养已较少用于临床。荧光原位杂交法不需细胞培养,可以作特定位点的检测,但费用相对较高。

绒毛穿刺的途径有经阴道及经腹两种,因为经阴道抽取绒毛的方法更多因感染而导致流产,现在常用的是经腹穿刺抽取绒毛。穿刺时,在超声引导下,先将引导套针经腹壁及子宫穿刺入胎盘绒毛边缘部分,拔出针芯,然后将活检针经引导套针送入胎盘绒毛组织,连接含 2~4ml 生理盐水的 20ml 注射器,以 10~15ml 的负压上下移动活检针,吸取叶状绒毛 4~5mg 送检。绒毛穿刺的安全性:胎儿丢失率与羊膜腔穿刺相似。

绒毛穿刺

羊膜腔穿刺

具有手术操作简单、创伤小、细胞培养技术成熟等优点,已成为产前诊断染色体病的主要方法,也是目前应用最为广泛的介入性诊断方法。

穿刺指征:①孕妇年龄≥35周岁。②唐氏筛查高危。③母血中胎儿游离DNA检测高危。④11~14周NT≥2.5mm。⑤超声"软指标"异常,如心脏畸形或脑室增宽,以及其他结构异常。⑥夫妻有一方有染色体异常。⑦具有染色体疾病家族史者。⑧既往生育过染色体异常胎儿。⑨评估胎儿宫内感染和肺成熟度。羊膜腔穿刺还用于双胎输血综合征患者的羊水减量、羊水过少患者的羊膜腔灌注。还有一些代谢疾病和单基因病,目前正在探索羊水检测的方法。

羊膜腔穿刺多用于16周以后,孕妇排空膀胱,取仰卧位,常规消毒、铺巾。用20~22号腰穿针,超声引导下左手固定穿刺部位皮肤,右手将针垂直方向刺入宫腔,拔出针芯,连接5ml注射器,弃去首先抽的1~2ml羊水,以避免受到母体细胞污染。抽取羊水20~30ml送检。正常羊水为淡黄色,如羊水呈暗褐色或绿色,提示可能有陈旧性出血或其他污染。抽取的羊水根据需要送羊水细胞培养核型分析、FISH或DNA测序。

手术注意事项:不常规使用麻醉,超声引导下操作,进针时快速通过皮肤及皮下,避免伤及胎儿及脐带,尽量避免通过胎盘,避开胎儿重要器官。Rh阴性没有抗体孕妇尚需要在操作后72小时内注射抗D免疫球蛋白。

羊膜腔穿刺胎儿丢失率为1/300~1/500。双胎的胎儿丢失率显著上升,约为8%,绒毛膜羊膜炎的发生率小于1/1000。

羊膜腔穿刺

脐静脉穿刺

对于孕早期错过唐氏筛查或羊水穿刺的高危人群,以及孕晚期才发现胎儿畸形的孕妇,脐血穿刺培养进行染色体检查尤为重要。此外,对于羊水细胞检查发现的嵌合体,脐血培养也可以进行验证。胎儿脐带血中有核细胞数目显著多于羊水中细胞,进行单基因病检测时更多采用脐血。

操作时间为妊娠 17 周后,超声引导下进入脐静脉。针刺入脐静脉后拔出针芯,吸取脐带血 1~2ml。脐静脉穿刺虽然有很多优势,但其手术风险不容忽视,如穿刺过程中由于胎儿活动可能导致脐静脉破裂;由于脐带表面分布有神经,穿刺时也可发生胎心减慢;穿刺后脐带穿刺点持续出血等。

此外脐带血穿刺还用于宫内输血。用于纠正同种免疫性溶血性贫血或胎母输血等原因造成的胎儿贫血。

脐带穿刺的安全性:流产率约为 2%,鉴于其并发症的风险,通常脐带穿刺的指征更为严格掌控。

视频3

脐静脉穿刺及宫内治疗

胎儿镜

由于胎儿镜具有可直视的特点,主要用于胎儿外观异常的诊断。随着光导纤维的发展,现在胎儿镜的外径只有 2mm。白化病是目前应用胎儿镜诊断最多的疾病。由于白化病基因突变位点很多,其临床表型各有不同,目前尚难以通过基因确诊,需要胎儿镜下直接诊断。另外,诊断性胎儿镜还可用于杜氏肌营养不良胎儿的宫内肌肉活组织检查。由于 22 周后羊水透明度下降,因此,胎儿镜检查适用于小于 22 周的孕妇。随着超声及 MRI 技术的发展,目前胎儿镜已较少用于胎儿畸形的诊断。

胎儿镜除了诊断作用外,还可用于双胎输血胎盘交通支的激光凝结。安全性:流产率 3%。

视频4

胎儿胸膜穿刺